KBS 生/老/病/死
생로병사의 비밀

당뇨병을 이긴
사람들의 비밀

KBS 生 老 病 死
생로병사의 비밀

당뇨병을 이긴
사람들의 비밀

KBS 〈생로병사의 비밀〉 제작팀 지음 | 박철영 감수

비타북스

\<생로병사의 비밀\> 당뇨병 편을 책으로 펴내며

2002년 10월 29일 첫 방송을 시작한 〈생로병사의 비밀〉은 이제 800회를 향해 달려가고 있다. TV가 아니어도 볼거리가 넘치는 요즘 같은 세상에 '장수 프로그램'이라는 타이틀은 그 의미가 몇 곱절은 더 값지다. 20여 년 동안 수많은 시청자의 성원과 사랑이 있었기에 〈생로병사의 비밀〉이 우리나라를 대표하는 국민 건강 프로그램으로 우뚝 서게 되었다고 감히 자부해본다.

20세기 의·과학은 수많은 질병 치료법을 내어놓았고, 인간의 평균 수명은 43세에서 77세로 두배 가까이 늘었다. 그리고 21세기, 인간의 한계 수명은 120세 혹은 150세까지 예상된다. 세계에서 가장 빠르게 고령화 사회로 진입하고 있는 대한민국에서 사람들의 관심거리는 더 이상 '얼마나 오래 살 것인가'가 아닌 '얼마나 건강하게 오래 살 것인가'로 옮겨가고 있다. 이에 맞춰 KBS 〈생로병사의 비밀〉에서는 먹고, 자고, 활동하는 우리 삶에 대한 총체적인 접근을 통해 '건강지수'와 '행복지수'를 동시에 높일 수 있는 '건강한 삶의 방식'을 제시해왔다. 자극적인 제목과 단편적인 내용으로 눈과 귀를 현혹하는 건강 정보의 홍수 속에서 〈생로병사의 비밀〉은 항상 정확하고 신뢰할 만한 정보를 제공하고자 노력해왔고, 그런 노력이 있었기에 시청자들의 한결같은 신뢰와 사랑을 받을 수 있었던 게 아닌가 싶다.

앞서 책으로 출간된 〈생로병사의 비밀〉 시리즈 또한 현재까지 많은 사랑을 받고 있다.《한국인 100세 건강의 비밀》편이 100세 건강을 위한 기본적인 정보와 음식에 관한 내용이었다면, 그 후 출간된《암중모색 암을 이긴 사람들의 비밀》과《통증을 이긴 사람들의 비밀》은 본격적으로 100세 시대를 '건강하게' 살기 위한 비법으로 각각의 질병에 초점을 맞췄다. 그리고 다시 5년 만에 책이 세상에 나왔다. 이번 책의 주제를 당뇨병으로 정하는 데는 시간이 그리 오래 걸리지 않았다. 성인 10명 중 3명이 이미 앓고 있거나 위험군인 질병, 합병증으로 온몸을 공격하는 질병, 먹고 자고 움직이는 모든 활동을 바로잡아야만 낫는 생활습관병. 어쩌면 당뇨병은 100세 시대를 건강하게 살기 위한 가장 원초적인 조건, 이를테면 내 눈으로 보고, 내 다리로 걷고, 내 힘으로 씹는 행위에 가장 영향을 주는 질병이 아닐까 생각한다.

이 책이 여느 건강서와 다른 점은 책 속에 '사람'이 있다는 것이다. 나는 독자들이 그들의 이야기 속에서 희망을 발견하길 바란다. 내 가족 같은, 이웃 같은 그들의 노력을 보며 '나도 할 수 있겠다'라는 자신감을 얻길 바란다. 이 책을 통해 건강해지는 즐거움을 깨닫게 되길 간절히 바란다.

이 책의 내용은 그동안 〈생로병사의 비밀〉 프로그램 제작에 참여한 PD·작가를 비롯한 수많은 제작진들의 노고와 환우들의 적극적이고도 헌신적인 협조, 방송에 기꺼이 참여해주신 여러 전문가들의 조언에 전적으로 기인한 소중한 결과물이다. 방송이기에 가질 수밖에 없었던 '일회성'이라는 태생적 한계를 극복하고 일상에서 무시로 펼쳐볼 수 있는 건강 지킴이 역할을 했으면 하는 마음이 간절하다. 앞으로도 〈생로병사의 비밀〉은 공영방송 KBS를 대표하고 나아가 대한민국을 대표하는 최고의 건강 프로그램으로서 '건강'이라고 하는 최고의 행복이자 축복을 모든 분들과 함께 나눌 것이다.

〈생로병사의 비밀〉 유성문 책임프로듀서

비밀의 문은
이미 열려있다

생로병사의 비밀은 무엇일까? 과연 그런 비밀은 있을까? 인간의 무한한 욕망 끝에는 불로장생이 있다. 인류의 소망대로 수명은 늘어났지만 노화에 따른 질병으로 인해 남아있는 삶을 건강하게 영위하기란 쉽지 않다. 그 중심에 당뇨병이 있다. 당뇨병은 나이가 들면서 유병율이 증가하는 대표적인 질병이다. 2018년 기준 65세 이상에서 27.6%가 당뇨병을, 29.6%가 공복혈당장애를 가지고 있다고 하니 당뇨병에서 자유로운 사람은 그리 많지 않은 것으로 보인다. 게다가 앞으로는 인구 고령화로 더 증가할 것으로 예측된다.

당뇨병에 대한 이해는 생로병사의 비밀의 푸는 가장 중요한 열쇠가 될 것이다. 단순히 많은 사람들에게 발병한다는 이유만은 아니다. 당뇨병은 먹고, 활동하고, 잠을 자고, 스트레스를 해소하는 등 삶의 전반적인 부분과 밀접한 관련이 있는 질병이다. 이를 통해 얻은 지혜는 다른 질병의 관리에도 도움이 될뿐 아니라 현재 나의 건강에 직접적인 영향을 주기 때문에 더 그렇다.

100년 전 인슐린의 발견 후 현재에까지 당뇨병과 관련된 수많은 치료 약제들이 소개되고 극복을 위한 많은 연구들이 있었다. 약제, 주사제, 비만대사 수술, 줄기세포, 인공췌장에 이르기까지 치료는 계속 발전하고 있다. 그런데 놀라운 점은 당뇨병 조절율이 10년 전과 크게 다르지 않다는 것이다.

우리를 둘러싼 주변 환경은 더욱더 빠르게 나빠지고 있다. 먹을 것은 풍부해졌고 문명의 이기로 인해 활동은 더욱 줄었다. 스트레스는 많아졌으며 잠자는 것 또한 그리 편안하지 못하다. 이런 생활 환경들이 결국 나를 조금씩 병들게 하고, 알아채지 못하는 사이 조금씩 깊어진다. 병이 호전되지 않는다고 말하는 환자들을 보면, 당뇨병을 진단 받은 시점과 현재의 생활이 크게 다르지 않은 경우가 많다. 병원에서 약을 계속 투여하며 치료를 받았다고 생각하지만, 당뇨병이 발생한 근본적인 원인인 생활 습관을 고치지 않는다면 결국 계속 나빠져 합병증이라는 반갑지 않은 손님이 찾아올 것이다.

결국 우리는 치료의 주체가 되어야 한다. 그러기 위해선 무엇보다 '나'를 잘 알고 있어야 한다. 아무리 좋은 과외 선생님이 있어도 학생 스스로 공부하지 않으면 좋은 성적을 낼 수 없는 것처럼, 질병의 관리 치료에서도 개개인이 주체로 나서야 한다. 그래야 조절을 잘 할 수 있다. 그래야 질병의 관리도 즐거울 수가 있다. 이 책에서는 당뇨병을 이해하기 위해 실제 병을 앓고 경험한 분들의 증례를 통해 당뇨병이란 무엇이 문제이고 어떻게 해결해 나갈 수 있을지를 전문가의 솔루션과 함께 담고 있다. 나와 닮은 여러 사람들의 모습을 보며 나의 상태를 이해하고 치료를 위해 당당히 주체적으로 나설 수 있도록 돕는다.

당뇨병을 치료하는 방법은 이미 잘 알려져 있다. 식사·운동·수면·스트레스 관리 등 전반적인 나의 하루 생활을 뒤돌아보고 문제점을 파악해 교정해 나간다면, 당뇨병은 더 이상 질병이 아닌 건강한 삶으로 안내하는 지표가 될 것이다. 당뇨병을 진단 받은 시점을 인생의 터닝 포인트로 삼아야 한다.

당뇨병에서 마법과 같은 치료는 없다. 이런 치료 방법이 있다면 당뇨병은 이미 완치되어 이 세상에 없는 질병이 되었을 것이다. 당뇨병을 통해 과거 내 생활 속의 문제점을 파악하고, 현재 생활 습관을 바꾸며, 미래의 건강을 계획해야한다. 당뇨병 관리의 비밀은 소수의 사람만이 알고 있는 은밀한 솔루션이 아니라 누구나 알고 있지만 하지 않는 '실천'의 문제인 것이다. 부디 이 책이 비밀의 문으로 향하는 길잡이가 되길 바란다.

강북삼성병원 내분비내과 박철영

Contents

PART 1 당뇨병, 알아야 이긴다

대한당뇨병학회가 발표한 당뇨병 미 인지율 통계 자료에 따르면 당뇨병 환자 10명 중 3명은 스스로 당뇨병이 있는 줄 모르는 것으로 나타났다. 당뇨병은 조금만 관심을 기울이면 충분히 예방, 관리할 수 있는 질병이다. 우리가 평소 혈액형과 몸무게에 대해 아는 것처럼 자신의 혈당을 정확히 알고 있는 것이 중요하다. 병을 이해하고 철저히 관리하려 노력한다면 당뇨병은 오히려 건강한 삶을 살게 하는 조력자가 될 수도 있다. 절망을 희망으로 바꾸고, 불청객을 고마운 손님으로 바꾸는 것은 모두 우리에게 달려있다.

당뇨병,
알아야 이긴다

당뇨병 대란은
이미 시작되었다

조선시대 위대한 왕으로 손꼽히는 세종대왕은 당뇨병을 앓았던 것으로 추정되고 있다. 〈세종실록〉을 보면 '허리띠가 흘러내릴 정도로 체중이 급격히 줄고, 하루 한 동이 이상의 물을 마셨다'라는 기록이 있다. 체중이 줄고 목이 마른 것, 당뇨병의 증상과 일치한다. 훈민정음 창제 당시에는 눈이 잘 보이지 않았다고 하는데, 이는 당뇨병합병증인 망막병증으로 예상된다. 고지방 고열량 음식을 주로 먹고, 과도한 나랏일로 스트레스에 시달렸던 왕의 질병은 바로 '당뇨병'이었다. 그렇다면 600여 년 후인 지금은 어떨까?

대한당뇨병학회에 따르면 2016년 기준으로 국내 당뇨병 인구는 500만 명을 넘어섰다. 30세 이상 성인 7명중 1명이 당뇨병을 가지고 있는 셈이다. 그뿐만 아니라 대한당뇨병학회는 당뇨병 인구가 해를 거듭할수록 늘어 2050년에는 약 600만 명에 육박할 것이라고 예측했다. 서구화된 식습관과 운동 부족, 많은 스트레스를 안고 살아가는 현대인이라면 누구라도 당뇨병에 예외가 될 수 없다. 이미 당뇨병 대란이 시작되었다고 해도 과언이 아니다.

당뇨병 인구가
빠르게 늘고 있다

우리가 먹는 탄수화물은 몸속에서 포도당으로 분해된 후 혈관으로 흡수되는데, 이때 췌장이 인슐린을 분비한다. 인슐린은 수용체와 결합해 포도당을 근육 및 여러 장기로 이동시켜 에너지원으로 사용될 수 있게 한다. 인슐린을 분비하는 것은 췌장에 있는 췌도의 베타세포. 여기에 문제가 생겨 인슐린이 분비되지 않거나,

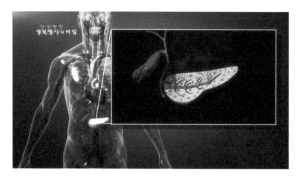

인슐린은 췌장에 있는 췌도의 베타세포에서 분비된다.

분비되더라도 제 역할을 못해 포도당이 혈액 속에 넘쳐나는 것이 바로 당뇨병이다.

2012년 대한당뇨병학회는 '당뇨병 인구 추정치'를 발표했다. 2010년 320만 명이던 당뇨병 인구는 폭발적으로 증가해 2050년에는 600만 명에 육박할 것이라는 다소 충격적인 예측이다. 40년 만에 당뇨병 인구가 무려 2배나 증가한다는 이야기다. 하지만 서울성모병원 내분비내과 윤건호 교수는 600만이라는 숫자도 굉장히 보수적인 수치라고 말했다. 대한민국의 당뇨병 환자 수는 예상보다 훨씬 더 빠르게 증가할 것이라는 예측이다. 실제 우리나라 30세 이상 성인 중 24.6%에 해당하는 660만 명이 당뇨병 전 단계를 말하는 '전당뇨병'에 해당하는 것으로 밝혀졌다. 당뇨병으로 발전할 수 있는 고위험군이 그만큼 많은 것이다.

당뇨병에는 유전적 요인이 크게 작용한다고 생각하는 경우가 많다. 그러나 피마인디언의 사례를 보면 그보다 중요한 것이 있음을 알 수 있다. 미국 중서부 애리조나 사막에서 생활하는 피마인디언들. 오래 전 이곳으로 이주한 피마인디언들은 척박한 땅에서 살아남기 위해 농사를 짓거나 수렵 생활을 하며 생존해왔고, 덕분에 날렵한 몸과 강인한 체력을 갖게 되었다. 하지만 19세기 후반 미국 백인 이주자들에게 삶의 터전을 빼앗기면서 운명은 뒤바뀌게 된다. 살 곳을 잃은 피마인디언들은 가난과 영양결핍에 시달리게 되었다. 그러자 미국 연방정부는 이들에게 콜라, 햄버

거 등의 식품을 보조했다. 더 이상 사냥을 할 필요가 없어진 피마 인디언들은 그 후로 비만 인구가 급증했고, 부족의 약 70%가 당뇨병을 앓는 세계 최악의 '당뇨병 부족'이라는 오명을 안게 되었다. 그러나 멕시코로 건너갔던 피마인디언들은 여전히 날렵한 몸을 자랑하며 전통적인 식습관을 유지하며 살아가고 있다. 당뇨병 유병률도 6%밖에 되지 않는다.

같은 종족임에도 이렇게 차이가 나는 이유는 평소 어떤 것을 먹고 얼마나 움직이는지, 다시 말해 생활습관이 다르기 때문이다. 아무리 좋은 유전자를 물려받았다고 해도 잘못된 생활습관 앞에서는 힘을 쓰지 못한다. 이것이 당뇨를 '생활습관병'이라고 하는 이유다. 우리나라 또한 당뇨병 대국이라는 오명을 쓰지 않으려면 조기 발견과 함께 생활습관 개선을 통한 예방이 절실하다.

소리 없이
다가오는 당뇨병

연구에 따르면 당뇨병 진단 시 환자들의 췌장 베타세포 기능은 이미 반도 남지 않는 것으로 나타났다. 심각한 것은 진단 수년 후부터 더욱 급격하게 췌장 베타세포가 감소한다는 것이다. 때문에 췌장 베타세포의 기능을 최대한 유지하는 것이 치료의 관건이다. 당뇨병이 발병했더라도 초기에 발견해 빠르고 정확하게 조치를 취한다면 다른 불행한 합병증을 막을 수 있다. 완치는 어렵지만 충분히 예방 가능한 당뇨병. 그 예방과 치료의 적기는 언제일까?

"검사를 할 이유를 모르겠고, 할 필요가 없다고 생각해요."
"나이 드신 분들이 걸리는 질환으로 알고 있거든요."
"제가 단 음식을 안 좋아해서요."

당뇨병 진단 기준

	공복혈당(mg/dL)	식후 2시간 혈당(mg/dL)	당화혈색소(%)
당뇨병	126 이상	200 이상	6.5
전당뇨병	100~125	140~199	5.7~6.4
정상	100 미만	140 미만	4~5.6

당뇨병은 심각해지기 전까지 그 모습을 잘 드러내지 않는 병이기 때문에 증상이 없더라도 정기적으로 체크하고 관리하는 것이 무엇보다 중요하다. 혈당검사는 숨어있는 당뇨병을 찾아내는 방법으로 공복혈당 126mg/dL, 식후혈당 200mg/dL, 3개월 평균 혈당인 당화혈색소가 6.5% 이상이면 당뇨병으로 진단한다.

그러나 대부분의 사람들은 자신의 혈당 수치를 알지 못하며, 당 검사의 중요성조차 인식하지 못하는 경우가 많다. 인천의 한 버스터미널에서 가천대길병원과 함께 진행한 무작위 혈당검사에서 그 결과는 여실히 드러났다. 일반인 101명을 무작위로 검사해 본 결과 76%는 본인의 혈당 수치를 모르고 있었고, 24%만이 자신의 혈당 수치를 알고 있었

Doctor Says

당뇨병이냐 아니냐보다 중요한 건 혈당 수치

"자신의 혈당 수치가 정상이라고 하더라도 수치를 알고 있는 것이 향후 당뇨병 관리나 예방에 아주 중요하다. 정상이냐 아니냐를 떠나서 본인의 혈당 수치를 꼭 알고 있어야 한다.

_김광원 교수
(가천대길병원 내분비대사내과)

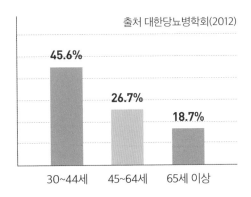

당뇨병 미 인지율

출처 대한당뇨병학회(2012)

45.6%

26.7%

18.7%

30~44세   45~64세   65세 이상

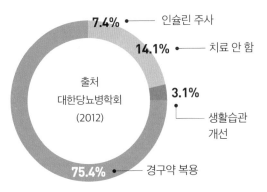

당뇨병 치료 형태

7.4% ● 인슐린 주사

14.1% ● 치료 안 함

출처
대한당뇨병학회
(2012)

3.1%

생활습관
개선

75.4% ● 경구약 복용

다. 측정 결과 101명 중 34명은 당뇨병 고위험군, 2명은 당뇨병으로 확인되었다. 두 사람 모두 자신이 당뇨병인 사실을 전혀 인지하지 못했다.

2012년 대한당뇨병학회가 발표한 당뇨병 미 인지율 통계 자료에 따르면 당뇨병 환자 10명 중 3명은 스스로 당뇨병이 있는 줄

모르고 있는 것으로 나타났다. 젊은 층에서는 45.6%, 중년층에서는 26.8%, 노년층에서는 18.7%가 당뇨병을 인지하지 못하고 있었다. 당뇨병이라는 사실을 알지만 치료를 하지 않고 있는 경우도 14.1%나 된다.

지피지기면 백전백승(知彼知己 百戰百勝)이다. 우리는 항상 건강검진의 중요성을 이야기하지만, 정작 자신의 혈당이 얼마나 되는지 정확히 아는 사람은 드물다. 우리가 평소 혈액형과 몸무게에 대해 정확히 아는 것처럼 혈당에도 관심을 가져야 한다.

비만은 당뇨병으로 가는 예비 단계

육류, 밀가루, 인스턴트 음식을 좋아하는 김소연(가명) 씨는 어릴 때부터 또래보다 통통한 체형이었다. 워낙 먹는 것을 좋아하는 데다가 평소 즐겨 먹는 건 대부분 고열량의 음식이다. 사춘기를 지나면서 1년에 10kg 이상 급격히 체중이 늘어나기 시작해 현재는 140kg에 이른다. 최근 건강에 이상을 느끼고 다이어트를 결심했지만 식욕을 이기는 건 쉽지 않다.

"아침, 점심 다 굶고 일할 때도 있어요. '다이어트를 하자', '먹지 말자' 생각을 하는데 저녁이 되면 다 잊어버리고 '배고파! 배고파!' 하면서 먹어요."

컴퓨터단층촬영을 통해 복부비만 정도를 검사한 결과 체질량지수가 52를 웃도는 초고도비만 상태로 나타났다. 공복혈당 수치

또한 정상 기준인 100mg/dL을 훨씬 웃도는 185mg/dL로 나타나 당뇨병 진단을 받았다.

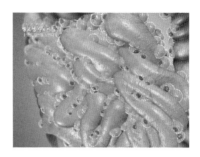

장기 사이에 축적된 내장지방

밥이나 빵, 떡과 같은 탄수화물 음식을 먹으면 혈당을 조절하기 위해 췌장에서 인슐린이 분비된다. 인슐린은 포도당을 세포로 보내 에너지로 사용할 수 있게 한다. 하지만 필요 이상의 탄수화물을 섭취하면 포도당은 간과 근육에 글리코겐 상태로 저장되고, 남는 포도당은 복부에 중성지방 형태로 쌓인다. 복부에 쌓인 지방은 피하지방 등 다른 지방에 비해 대사적으로 인슐린저항성을 가장 강력하게 만들어낸다. 즉, 인슐린이 정상적으로 분비돼도 내장지방이 인슐린의 기능을 저하해 당뇨병을 유발하는 것이다.

대한비만학회 연구에 의하면 체질량지수와 허리둘레가 비만 기준을 넘어선 경우 만성질환에 걸릴 위험성이 1.6배~2.7배까지 높아지는 것으로 나타났다. 특히 허리둘레가 늘어날수록 당뇨병 위험도가

Doctor Says

허리둘레를 사수하라

" 우리가 흔히 '벨트에 구멍이 하나 늘어나면 수명이 그만큼 짧아진다'라고 얘기하는 것이 그냥 하는 농담이 아니다. 허리둘레가 늘어난다는 것은 그만큼 내장지방이 많아지는 것을 의미하고, 내장지방이 많아질수록 각종 만성질환과 심혈관질환, 대사성질환의 위험성이 높아져 건강을 위협한다.

_박경희 교수(한림대 성심병원 가정의학과)

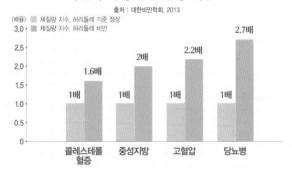

비만과 만성질환 발생 위험도

출처 : 대한비만학회, 2013

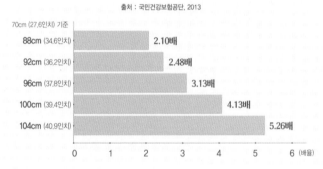

허리둘레 기준 5년 내 당뇨병 발병 위험도

출처 : 국민건강보험공단, 2013

높아졌다. 아시아인은 서양인에 비해 조금만 체중이 늘고 배가 나와도 대사질환이 많이 발생하는 특징을 가지고 있다. 체질량지수보다 복부비만, 허리둘레에 신경 써야 하는 이유다.

50대 중반 이후에는 여성의 복부비만율이 크게 느는데, 이는 폐경과도 관련이 있다. 복부 지방을 분해하는 효소의 활성이 떨어지고 렙틴이라는 식욕 억제 호르몬의 활성이 떨어져 상대적으로 지방이 늘기 쉬운 상태로 변하기 때문이다.

비만은 당뇨병으로 가는 예비 단계임을 항시 기억해야 한다. 특히 복부비만은 당뇨병을 가속화하는 치명적인 요인이다.

젊다고
안심할 순 없다

국민건강보험공단에서 발표한 당뇨병 진료 환자 증가율을 살펴보면 30~40대의 증가율이 가장 높게 기록된 것을 확인할 수 있다. 반면 50대 이상의 연령층에서는 증가율이 점차 감소한다. 젊은 층의 당뇨병 증가 이유로는 서구화된 식습관, 불규칙한 생활 습관, 운동 부족, 스트레스 등이 꼽힌다.

경기도 양주시에서 음식점을 운영하고 있는 마흔네 살 김미연(가명) 씨는 3년 전 40대 초반의 젊은 나이로 당뇨병 판정을 받았다.

"늦게까지 야근하는 일이 많았어요. 많이 힘들다는 생각만 했지, 몸이 아프다는 생각은 전혀 안 했어요. 혈당이 300mg/dL 정도로 높았는데도 그날 병원 가서 처음 당뇨병인 걸 알았어요."

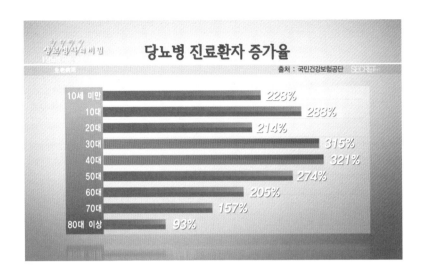

당뇨병 진료환자 증가율

출처 : 국민건강보험공단

연령	증가율
10세 미만	228%
10대	288%
20대	214%
30대	315%
40대	321%
50대	274%
60대	205%
70대	157%
80대 이상	93%

밤늦게까지 이어지는 장사에 불규칙한 일과가 계속되다 보니, 당뇨병 환자에게 꼭 필요한 혈당 관리는 포기한 지 오래다. 늦은 오후가 돼서야 인스턴트 우동으로 점심을 때우고 후식으로 아이스크림을 챙긴다. 밤늦은 시간까지 이어진 장사로 저녁 식사를 거르고 나면 어김없이 야식을 찾는다. 주로 선택하는 메뉴는 치킨과 맥주. 술자리는 밤늦게까지 이어진다.

"합병증이 올까 봐 걱정이긴 해요. 그런데 의지가 약해서 관리를 못하니까 저 자신이 한심스럽기도 하고… 손가락이 다치면 약 바르고 조심하게 되는데, 당뇨병은 확실하게 몸에서 느껴지는 게 없으니까 방치하게 되는 것 같아요."

식사 시간이 불규칙한 점, 탄수화물 위주의 식사를 하고 있는 점, 간식을 자주 먹는 점, 늦은 시간에 식사를 하는 점, 모두 비만

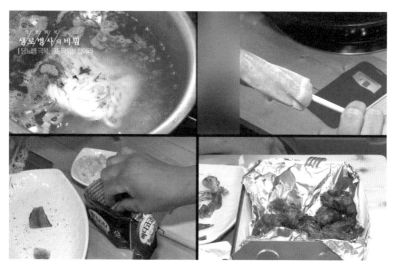

김미연(가명) 씨가 오후 동안 먹은 음식

해지는 식습관이다.

가는 팔다리에 비해 뱃살만 툭 튀어나온 거미형 체형의 이상영 (가명) 씨. 6개월의 실직 기간 동안 받은 스트레스를 하루 7~8개 달콤한 캔커피로 풀었다. 최근에는 영업 일을 시작하며 또다시 스트레스에 시달리고 있다. 그럴 때마다 달콤한 커피를 찾는다. 주변에서 흔히 볼 수 있는 직장인의 모습이다.

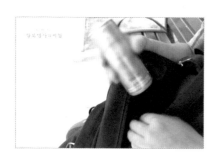

스트레스를 받으면 신장 위에 위치한 부신에서 스트 레스 호르몬인 코르티솔이 분비된다. 코르티솔은 지방세 포에서 분비되는 식욕 억제

호르몬인 렙틴의 기능을 떨어뜨려 식욕을 더욱 자극한다. 내장지방에는 다른 신체 부위보다 코르티솔에 반응하는 수용체가 4배 가까이 많다. 스트레스로 코르티솔 농도가 높아지면 내장의 지방세포는 더 커지고, 어린 지방세포는 성숙한 지방세포로 자라 더 많은 잉여 에너지를 지방세포에 저장하게 된다. 만성 스트레스가 뱃살을 늘리는 과정이다.

이렇듯 잘못된 식습관, 활동량 부족, 불규칙한 수면, 업무 스트레스 등 복합적인 원인이 현대인을 비만으로, 다시 당뇨병으로 만들고 있다.

당뇨병은 유전일까?

부모에게 당뇨병이 있다고 해서 자식들에게 모두 당뇨병이 생기지는 않는다. 유전적인 성향이 중요한 원인이기는 하지만 100%는 아니다. 오히려 생활 속 스트레스, 식습관 등 환경적인 요인이 당뇨병 발병의 더 큰 원인이다. 이런 후천적 원인이 70%를 차지하고, 유전적인 성향이 30% 정도 차지한다.

잦은 음주가
췌장을 위협한다

"암은 누구나 젊은 나이에도 걸릴 수 있다고 생각했는데, 당뇨병은 나이가 있어야 걸린다고 생각했어요. 인슐린 주사를 하루 3번씩 맞으면서야 '그동안 너무 관리를 안 했구나'하는 후회를 했습니다."

직장인 한민우(가명) 씨는 최근 당뇨병 진단을 받았다. 직장 생활을 시작하고 과음을 하는 날이 많았던 게 문제였다. 사람을 상대해야 하는 직업 특성상 술자리가 많은 데다가, 업무 스트레스를 술로 푸는 날이 많았다. 동료들과 모여 술을 마시면서 마음을 터놓고 이야기하거나 업무적인 대화를 나누기도 했다. 그렇게 계속되는 과음으로 결국 급성 알코올성 췌장염 진단을 받았다. 이후 절주를 선언했지만 작심삼일로 끝났다. 결국 1년 후 병원에서 당뇨병 진단을 받게 됐다. 과음이 췌장을 망가뜨려 당뇨병을 유발한 원인이 된 것이다.

병원을 찾은 한민우 씨의 검사 결과는 심각했다. 중성지방 수치가 정상인의 10배, 간 기능 수치는 정상보다 무려 50배 높았고, 공복혈당 수치 또한 218mg/dL로 매우 높은 상황이었다. 한민우 씨의 복부 촬영 영상을 보면 오른쪽 복부 안에 내장지방이 많은 것을 확인할 수 있다. 또한 왼쪽에 위치한 간은 일반인보다 많이 커져 있는 상태고 지방간의 모습도 나타내고 있다. 정상적인 췌장은 경계선이 뚜렷하게 보여야 하는데 한민우 씨의 경우 췌장이 바깥쪽으로 녹아 있는 형태를 보인다. 당뇨병 진단 1년 만에 췌장이 돌이킬 수 없을 정도로 망가져, 인슐린저항성을 보이는 2형 당뇨병과 인슐린 결핍증이 나타나는 1형 당뇨병의 형

한민우(가명) 씨의 검사 결과

31

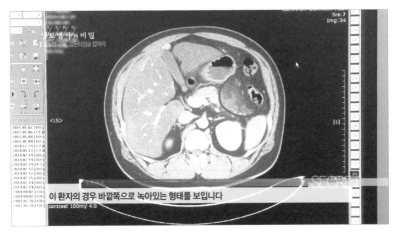

이 환자의 경우 바깥쪽으로 녹아있는 형태를 보입니다

contrast 100ml / 4.0

쳬장 세포가 죽어 쳬장 바깥쪽이 녹아 있는 형태

태가 동시에 나타나는 심각한 상태로 진단되었다.

폭음은 지방간을 유발하고 내장비만을 악화시켜 결국 고중성지방혈증을 유발한다. 이런 여러 위험인자들이 모여 궁극적으로 인슐린저항성을 보이는 2형 당뇨병 형태로 나타난다. 단기간에 술을 많이 마시면 그 자체로 쳬장에 위협이 되기도 한다. 이 경우 인슐린 분비의 급격한 감소를 동반할 수 있다.

또한 술은 식욕을 자극해 고열량의 음식을 섭취하게 만든다. 술과 함께 먹는 기름진 음식은 고스란히 내장지방으로 남는다. 이렇게 쌓인 중성지방은 다시 혈당을 떨어뜨리는 인슐린의 기능을 저하하고, 그 결과 혈당을 유지하기 위해 더 많은 인슐린을 필요로 하게 된다. 췌장에 무리가 가는 악순환이 반복되는 것이다.

혈당보다 정확한 진단지표, 당화혈색소

당뇨병 진단 기준을 보면 혈당과 당화혈색소에 대한 기준이 있다. 혈당은 혈액 속에 흐르는 당분의 양이라고 생각하면 이해가 쉽다. 그렇다면 당화혈색소는 무엇일까. 혈액 속에는 적혈구가 있고, 그 안엔 피를 빨갛게 만드는 혈색소인 헤모글로빈이 있다. 이 혈색소는 포도당과 잘 결합하는 특징이 있는데, 그렇게 당과 결합한 혈색소를 '당화혈색소'라고 부른다.

혈액 속에 당이 많은 당뇨병 환자들은 당화혈색소 수치가 높은데, 이는 지난 2~3개월간 평균 혈당이 높았다는 걸 의미한다. 검사를 앞두고 바짝 관리를 해도 당화혈색소 수치에는 거의 영향을 미치지 않는다. 때문에 당화혈색소 수치를 측정하는 것은 당뇨병 진단 지표로 매우 정확하다.

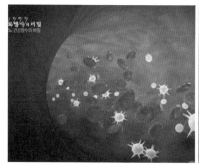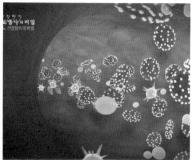

적혈구(왼쪽)가 포도당과 결합한 상태(오른쪽)

당화혈색소는 정상(4~5.6%)에 가까울수록 좋다. 그러나 저혈당 발생 및 동반 질환의 위험도 등에 따라 치료 기준을 달리하여 적용하는 것이 좋다. 대한당뇨병학회의 일반적인 조절 목표는 2형 당뇨병의 경우에는 6.5%, 1형 당뇨병의 경우에는 7.0% 미만이다.

적당한 운동과 식습관 개선으로 당뇨병을 꾸준히 관리하면 당화혈색소가 점차 감소하는데, 이 수치가 1% 감소할 때마다 당뇨병합병증 발생률은 약 21% 감소한다. 합병증별로 보면 미세혈관질환과 말초혈관질환이 당화혈색소 수치 변화에 가장 민감하게 반응하는 것으로 드러났다. 당화혈색소가 1% 감소하면 미세혈관질환은 34%, 말초혈관질환은

Doctor Says

1% 줄이기를 목표로 하라

당화혈색소가 10%에서 9%로 단 1%만 줄어도 미세혈관의 합병증 위험은 무려 34%가 줄어든다. 8%에서 7%로 줄어도 마찬가지이다. 당화혈색소 수치가 높나고 섣불리 포기하지 말고 1% 줄이기를 목표로 꾸준히 관리하자.

_박경수 교수(서울대병원 내분비내과)

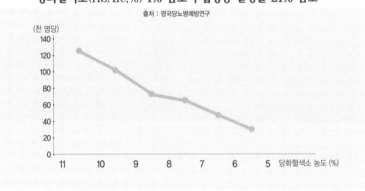

당화혈색소(HbA1c,%) 1% 감소시 합병증 발생률 21% 감소

출처 : 영국당뇨병예방연구

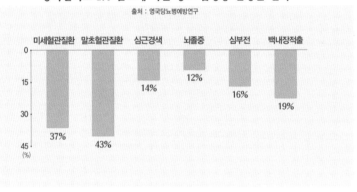

당화혈색소 1% 감소에 따른 당뇨 합병증 발생률 변화

출처 : 영국당뇨병예방연구

무려 43%나 발병 위험을 낮출 수 있다.

17년 병력의 당뇨병 환자 김애란(가명) 씨는 당뇨병 등록관리 센터에서 집중 관리를 받은 후 3년 만에 당화혈색소 수치가 3% 가까이 줄었다.

"병원을 갔는데 요단백이 너무 많이 나오니까 투석을 해야 한다고 하더라고요. 당화혈색소 수치를 쟀는데 9.8%가 나온 거예요. 당화혈색소라는 게 있는 줄도 몰랐어요. 그때부터는 오이하고 당근, 토마토를 대놓고 살았어요.”

식단을 싹 바꾸고 식사량도 절반으로 줄였다. 평소엔 담쌓고 지내던 운동도 남편과 함께하니 곧 재미가 붙었다. 그렇게 당뇨병 관리에 힘을 쏟은 결과 9.8%였던 당화혈색소 수치는 7.0%가 되었다.

꾸준히 관리하면 충분히 이겨낼 수 있는 당뇨병. 당뇨병 환자가 절대 잊지 말아야 할 건강 수치인 당화혈색소는 보건소나 병원에서 약간의 비용만 지불하면 확인할 수 있다. 자신의 당화혈색소 수치에 관심을 갖고 균형 잡힌 식사와 운동을 병행한다면, 당뇨병 환자도 건강하게 장수할 수 있다. 당뇨병 환자 백세시대는 더 이상 꿈이 아닌 현실이다.

치료의 골든타임,
전당뇨병에서 잡아라

박현우(가명) 씨는 불규칙한 업무 시간 탓에 식사를 제때 하지 못하고 폭식하는 일이 반복됐다. 허리둘레는 39.5인치로 이미 복부 비만이 심각한 상태였고, 인바디 검사 결과 체지방률 37%에 근육량이 부족했다. 당뇨병에 대한 걱정을 묻자 아직 젊기 때문에 당뇨병 걱정은 없다는 답변이 돌아왔다. 과연 그에게 당뇨병의 위험성은 없는 것일까?

75g의 포도당을 섭취한 후 30분 간격으로 인슐린 분비 기능과 혈당조절 능력을 살펴보는 경구당부하검사를 실시했다. 검사 결과 공복혈당은 100mg/dL으로 경계선상에 있지만 30분, 60분, 90분에 측정한 혈당 수치가 각각 204, 228, 235mg/dL를 나타냈다. 이는 당뇨병에 해당하는 수치다.

공복혈당이 100mg/dL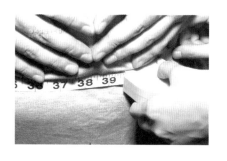
가 나오면 대부분의 사람들
은 별문제가 없다고 생각한
다. 하지만 공복혈당 수치보
다 중요한 것은 전체적인 혈

당의 흐름이다. 정상인의 경우 공복혈당이 100mg/dL 미만에서
시작해 식후 한 시간째에 가장 높아져서 150~160mg/dL 정도
로 올라갔다가 두 시간째는 140mg/dL 이하로 떨어지는 양상을
보인다. 그러나 박현우 씨의 경우 공복혈당은 100mg/dL이지만
30분, 60분, 90분 혈당이 정상보다 모두 높다. 이런 경우 췌장에
서 굉장히 많은 인슐린을 분비하기 때문에 췌장이 지칠 수 밖에
없다. 공복혈당 수치가 100~125mg/dL 사이의 공복혈당장애
를 가지고 있거나, 식후 2시간 혈당 수치가 140~199mg/dL 사

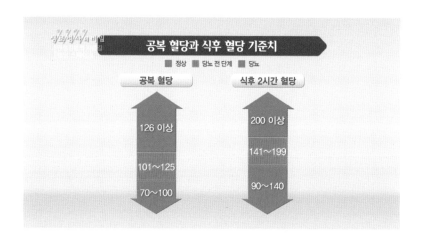

이의 내당능장애에 속한다면 전당뇨병으로 진단한다. 또 하나의 문제는 전당뇨병 진단을 받아도 이것을 '당뇨병의 전 단계'쯤으로 대수롭지 않게 여긴다는 것이다. 하지만 당뇨병 전 단계인 경우에도 이미 췌장의 기능은 망가지고 있으며, 여러 당뇨병합병증이 나타날 수 있다는 것을 명심해야 한다. 전당뇨병을 하나의 질병으로 인식하고 보다 적극적으로 치료와 관리하려는 자세가 필요하다.

공복혈당 100mg/dL 미만은 우리가 건강한 삶을 위해 유지해야 할 정상혈당이라고 할 수 있다. 그런데 길을 지나쳐 전당뇨병에 이를 경우, 생활습관 개선을 통해 얼마든지 다시 정상으로 돌아갈 수 있다. 문제는 전당뇨병까지 지나쳐 당뇨병에 이르렀을 경우다. 그때는 이미 췌장세포가 파괴되고 인슐린저항성이 생겨 건강한 삶으로 돌아가기 몇 배는 더 힘들어진다. 전당뇨병은 당뇨병을 예방하거나 치료할 수 있는 '골든타임'이다. 이 골든타임을 놓치면 평생 당뇨병을 관리하며 살아야 한다.

만성질환의 지름길
혈당 스파이크

음식을 먹으면 혈액 속 포도당 농도 즉, 혈당이 올라가게 된다. 이 때 췌장에서 인슐린을 분비해 올라간 혈당을 낮춘다. 반대로 혈당이 떨어지면 글루카곤이라는 호르몬이 나와 혈당을 적정하게 올린다. 이처럼 혈당은 건강한 사람이라도 매 순간 오르락내리락 하며 항상성을 유지한다. 그러나 높이 올라가는 만큼 더 무섭게 속도를 내는 롤러코스터처럼, 당뇨병 환자에게 심한 혈당 변화는 독이 될 수 있다.

식사 후 극심한 피로와 졸음으로 힘들어하거나 먹고 돌아서면 금세 허기를 느끼는 사람들이 있다. 이런 증상이 빈번하게 니다난다면 식사 후 급격하게 치솟는 혈당의 이상 현상, 혈당 스파이크를 의심해 봐야 한다. 혈당 스파이크는 식후 측정한 혈당이 급격한 변화를 보이는 것으로, 공복혈당을 측정하는 일반 건강검진에선 발견할 수 없다. 지금까지 당화혈색소, 공복혈당, 식후혈당을 혈당조절의 중요한 지표로 여겨왔던 의학계에서 최근 혈당 스파이크에 주목하고 있다. 가파른 혈당변동이 만성질환이나 심혈관질환의 위험을 가져오기 때문이다.

직장 생활 2년 차에 접어든 이효순(가명) 씨에겐 한 가지 고민이 있다. 점심 식사 후 몰려오는 참을 수 없는 졸음으로 매일 잠과의 사투가 벌어진다. 그럴 때 어김없이 찾게 되는 것은 믹스커피와 과자, 떡, 빵, 초콜릿 등 간식이다. 간식 치고는 꽤 많은 양을 먹는다는 그녀는 잠 때문에 당 섭취가 부쩍 늘었지만 걱정은 없다고 했다. 3개월 전에 받은 혈당검사에서 공복혈당이 98mg/dL로 정상범위였기 때문이다. 저녁 식사 때가 훌쩍 지난 시간에 귀가한 자녀들이 족발, 피자, 치킨 등 야식 메뉴로 저녁 식사를 할 때면 어김없이 이효순 씨도 함께한다. 야식을 먹고 나면 또다시 잠이 쏟아져 그대로 소파에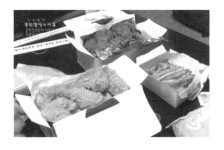
서 잠이 든다.

식당을 운영하는 황성규
(가명) 씨의 상황도 크게 다
르진 않다. 식사를 마치고
얼마 되지 않아 공복감이 몰려오면 끼니 사이에 간식을 먹기도
하는데, 허기가 해소되면 곧 반갑지 않은 손님이 찾아온다.

"저는 밥만 먹으면 졸려요. 밥만 먹으면 숟가락을 놓기 전에 벌
써 졸려요. 그러면 그냥 앉아서 입 벌리고 자는 거예요."

식사 후 피로와 졸음, 그리고 금세 찾아오는 허기까지. 누구
나 한 번쯤 겪어봤을 증상이지만 정도가 심각한 두 사람의 원인
을 찾아보기로 했다. 기본적인 건강검진에서는 두 사람 다 질병
이 발견되진 않았다. 그런데 포도당액을 마신 뒤 두 시간 동안의
혈당을 측정했더니 문제가 발견됐다. 공복혈당이 111mg/dL였
던 이효순 씨의 경우 식사 한 시간 후 241mg/dL, 두 시간 후에

당부하검사 결과

	공복혈당(mg/dL)	식후 1시간 혈당	식후 2시간 혈당
정상 수치	100mg/dL 미만	180 mg/dL 미만	140mg/dL 미만
이효순 씨	111mg/dL	241mg/dL	291mg/dL
황성규 씨	111mg/dL	261mg/dL	203mg/dL

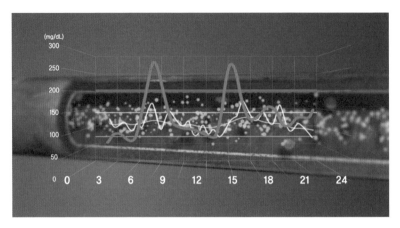

건강하다면 식후혈당은 140mg/dL 넘지 않아야 하고, 당뇨병 환자라고 해도
최고 200mg/dL를 넘어서는 안 된다.

는 291mg/dL까지 치솟았다. 황성규 씨는 공복혈당 111mg/dL
에서 식사 한 시간 후 261mg/dL까지 가파르게 올랐다가 두 시
간 후에도 203mg/dL에 머물렀다. 공복혈당만을 당뇨병 판단의
기준으로 본다면 이효순 씨와 황성규 씨는 당뇨병으로 보기 힘들
다. 하지만 식사 두 시간 후 혈당은 당뇨병에 해당되는 수치로 당
장 치료가 필요한 수준이다. 식후 두 시간 혈당을 재지 않았다면
본인이 당뇨병이라는 것을 모르고 지나갔을 가능성이 크다.

혈당 스파이크가 고혈당보다 위험한 이유

혈당은 매 순간 오르고 내리지만 변동 폭은 완만해야 한다. 건강하다면 식후혈당은 140mg/dL를 넘지 않아야 하고, 식후 두 시간 후에는 서서히 정상혈당으로 돌아와야 한다. 당뇨병 환자라고 해도 최고 200mg/dL를 넘어서는 안 된다.

당질이 많은 음식을 자주 먹으면 혈액 속에 남아도는 포도당을 처리하기 위해 췌장에서 인슐린을 분비하는데, 혈당이 빈번하게 치솟다 보면 인슐린이 더 자주, 많이 분비될 수밖에 없다. 결국 무리하던 췌장 베타세포가 망가지게 되고 인슐린 분비에 차질을 줘 당뇨병과 합병증, 만성질환을 유발한다.

혈당변동이 췌장 베타세포에 끼치는 영향은 간단한 연구로도 확인할 수 있다. 쥐의 췌장 베타세포를 각각 정상혈당과 지속적인 고혈당, 변동 폭이 큰 혈당, 세 곳에 노출시켰다. 그 결과 고혈당에 지속적으로 노출된 췌장 베타세포는 정상혈당에 비해 더 많이 파괴됐다. 그런데 변동 폭이 큰 혈당에 노출된 경우는 정상혈당은 물론 지속적 고혈당에서보다도 더 많은 세포가 파괴됐다.

Doctor Says

혈당 스파이크는
췌장을 혹사시킨다

"우리 몸은 항상 일정한 상태를 유지하려고 한다. 혈당 변동이 심하면 인슐린을 만들어내는 췌장의 베타세포는 더 많은 인슐린을 만들어야 하기 때문에 혹사를 당한다고 볼 수 있다.

_조영민 교수 (서울대병원 내분비내과)

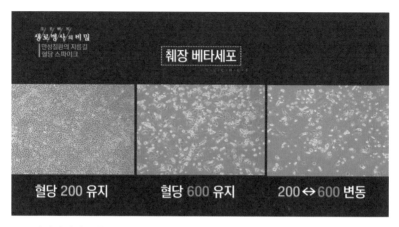

쥐의 췌장 베타세포를 정상혈당, 지속적 고혈당, 변동 폭이 큰 혈당에 노출시킨 결과
변동 폭이 큰 혈당에서 가장 많은 세포가 파괴됐다.

일반적으로 혈당이 올라가면 세포는 자신을 보호하는 기전을 활성화한다. 그러나 혈당이 올라갔다 내려갔다 자주 반복되면 방어기전이 충분히 활성화되지 않아 세포가 파괴되는 것이다.

이러한 혈당 급상승의 주범으로 특히 탄수화물을 꼽는다. 탄수화물은 단순당과 복합당으로 나뉘는데, 먹었을 때 바로 단맛을 내는 단순당은 소화 흡수 시간이 짧아 혈당을 급격히 올린다. 이때 혈당의 빠른 처리를 위해 많은 양의 인슐린이 분비되는데 인슐린이 과잉 분비된 탓에 혈당은 다시 급격하게 떨어지고 우리 몸은 어지럼증, 피로 등의 증상을 느낀다. 반면 오래 씹어야 단맛을 내는 복합당은 식이섬유가 풍부해 소화 흡수 시간이 길고 혈당을 천천히 올린다. 때문에 혈당의 급격한 변동을 줄이기 위해서는 가공식품이나 단순당(흰쌀, 설탕, 밀가루 등)의 섭취를 줄이고 당분 함

량이 높은 과일을 적게 섭취
하며 채소 → 단백질 반찬 →
밥 순으로 식사를 하는 것이
도움이 된다.

식사 후에 가벼운 산책을
하는 것도 혈당조절에 큰 도
움이 된다. 이때 운동의 시점
도 중요한데, 당뇨병 환자들

을 대상으로 매일 식후 10분 걷기와 하루 중 30분 걷기를 실시하
고 식후혈당을 측정한 결과, 매일 식후 10분을 걸었을 때 혈당이
더 떨어졌다. 특히 탄수화물이 많은 저녁 식사를 했을 때 효과가
컸다.

혈당변동 폭과 당뇨병합병증과의 연관성은 여러 연구를 통해

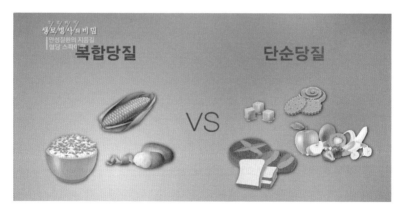

과자, 빵, 쿠키 같은 단순당은 소화 흡수 시간이 짧아 혈당을 급격히 올린다.

꾸준히 밝혀지고 있다. 혈당변동 폭이 클수록 모든 합병증에 대한 위험이 높은데, 사망 위험과 주요 심혈관질환 발병 위험은 각각 2~3배 이상 높았다. 특히 망막병증 발병 위험은 무려 7배 이상 높은 것으로 나타났다.

더 늦기 전에 철저히 관리하면 요동치는 혈당도 얼마든지 좋아질 수 있다. 혈당 스파이크는 지금 나 자신을 돌아보라는 경고 신호이자 보다 건강한 내일을 준비하라는 신호등이다.

당뇨병이
암을 부른다

노재원(가명) 씨는 올해 3월 건강검진을 통해 대장암을 발견했다. 대장암 진단을 받기 2년 전, 이미 당뇨병 증세가 있었지만 나이가 젊고 평소 건강 체질이라는 이유로 대수롭지 않게 생각했다. 대장암 진단 당시, 그의 공복혈당은 300mg/dL이 넘었다.

"혈당이 이렇게 높아서는 대장암 수술이 안 된다고 일단 혈당 관리부터 하자고 하더라고요. 진짜 걸리지 말아야 될 병이 당뇨병 같아요. 당뇨병이 모든 병을 다 불러와요."

연구에 따르면 당뇨병은 독립적으로 암을 발생시키는 위험인자로 규명됐다. 음식으로 섭취한 포도당이 우리 몸을 움직이게 하는 에너지원으로 쓰이기 위해서는 인슐린이라는 호르몬이 필요하다. 당뇨병으로 인슐린저항성이 생기면 고인슐린혈증이 발

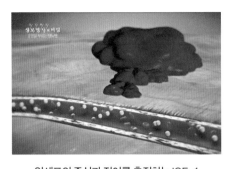
암세포의 증식과 전이를 촉진하는 IGF-1

생한다. 이로 인해 인슐린 유사성장인자, IGF-1의 생물학적 활성이 높아지게 되고, 비정상적으로 많이 활성화된 IGF-1은 혈관을 타고 다니며 암세포의 증식과 전이를 촉진한다.

암 중에서도 유방암, 간암, 담도암, 췌장암, 대장암, 전립선암이 당뇨병과 관련이 높은 것으로 밝혀졌다. 특히 췌장암 환자 50~60%에서 당뇨병이 동반될 만큼, 당뇨병은 췌장암의 위험인자로 알려져 있다. 유방암, 자궁내막암, 난소암 등 여성암과도 높은 연관을 보인다. 인구 전체에 당뇨병 환자가 약 7%인데, 유방암 환자 중 당뇨병을 앓고 있는 사람은 약 20%나 된다.

Doctor Says

당뇨병은 전립선암 위험을 높인다

당뇨병을 앓고 있는 사람은 대개 남성호르몬 수치가 낮게 측정되는 경향이 있다. 남성호르몬 수치가 결핍된 환경에서는 전립선 세포 분화의 이상으로 전립선암이 발생한다는 것이 실험적 연구를 통해 많이 밝혀져 있다.

_구교철 교수(강남세브란스병원 비뇨의학과)

노재원 씨는 결국 수술을 미루고 열흘간 혈당 관리를 하고서야 수술실로 향했다. 당뇨병은 수술은 물론 수술 후 회복에도 걸림돌이 된다. 혈당조절이 안 되면 수술 후 감염 위험도가 증가하고 상처가 잘 낫지 않는 경우가 많

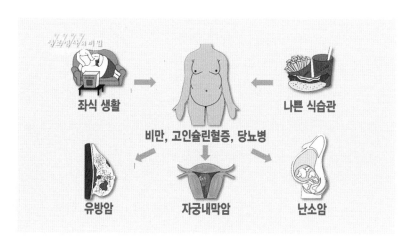

좌식 생활과 나쁜 식습관은 당뇨병을 유발하고, 당뇨병은 여성암의 위험인자로 작용한다.

기 때문에, 관리를 통해 혈당이 적정 수준에 들어서야 수술이 가능하다. 항암 치료나 방사선 치료를 똑같이 하더라도 당뇨병이 있으면 재발률 또한 높다. 당뇨병 환자는 물론, 암 환자에게도 당뇨병 관리가 중요한 이유다.

개인과 사회의 관심이
당뇨병을 예방한다

당뇨병은 관심을 조금만 기울이면 충분히 예방, 관리할 수 있는 질병이다. 당뇨병이 이미 코앞에 와 있는데 진단조차 받지 않은 사람이 부지기수라는 것도 문제지만, 사회적으로 잠재적 당뇨병 환자를 찾아내는 노력과 시스템이 부족한 것이 더욱 큰 문제다. 당뇨병 인구 600만을 예측하는 시대에 당뇨병을 그저 개인의 문제로 남겨둬서는 안 될 일이다.

　다섯 명 중 한 명이 당뇨병 환자라는 일본의 경우, 국가와 지역 사회가 적극적으로 당뇨병 진단과 치료에 개입하고 있다. 현재 일본의 당뇨병 인구는 전당뇨병 환자까지 포함해 2,000만 명이 넘는 것으로 추산된다. 더 이상의 당뇨병 확산을 막기 위해 일본에서는 2010년부터 '당뇨병 진단 액세스 혁명' 프로젝트를 진행하고 있다. 동네 약국에서도 손쉽게 혈당 체크를 할 수 있는 것이 이 프로젝트의 핵심. 우리 돈 만 원 정도만 내면 간단히 검사를 받고 결과를 알 수 있다. 혈당에서 이상 수치가 나타난 경우, 약사는 환자에게 생활습관을 지도하고 의료기관을 연계한다. 초기엔 도쿄 아다치구의 약국 10곳에서 시행되었지만 지금은 일본 전역에 걸

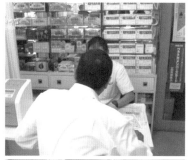
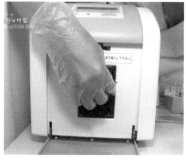

쳐 시행되고 있다. 쓰쿠바 대학교 내분비대사 당뇨병내과 야하기 나오야 교수는 일본에서 과거 50년간 당뇨병 인구가 약 40배가량 증가한 것에 대해 당뇨병에 대한 대비가 부족했던 것을 가장 큰 요인으로 꼽았다. 당뇨병은 조기에 발견하는 것이 중요한데, 그러기 위해 더 많은 사람이 더 간편하게 검사를 받을 수 있는 시스템이 구축되어야 한다고 강조했다. 약국을 통해 당뇨병에 대한 교육을 강화해 나가고 있는 '당뇨병 진단 액세스 혁명'은 당뇨병 조기 발견뿐 아니라 당뇨병이 급증하고 있는 일본 사회에 경종을 울리는 계기가 되었다.

국내에서도 당뇨병을 관리하려는 사회적 노력이 늘고 있는 것

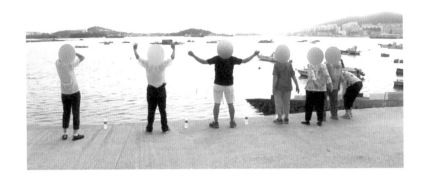

은 사실이지만 여전히 부족하다. 건강검진에서 좀 더 세부적인 당뇨병 검사를 받을 수 있어야 하고, 지역사회에서 당뇨병을 체계적으로 예방·관리하는 프로그램이 더 늘어야 한다.

전라남도 여수의 한 마을에는 걷기 운동을 빼놓지 않는다는 어르신들이 있다. 대부분이 당뇨병을 앓고 있다. 어르신들은 보건소의 당뇨병 관리 프로그램에서 만나 함께 운동을 시작했다. 보건소에서는 당뇨병과 고혈압으로 치료받고 있는 어르신들을 대상으로 질병에 대한 교육과 생활습관 개선을 돕고 있다. 프로그램에 참여한 후로 대부분 혈당 수치가 크게 개선됐다. 400mg/dL까지 올라갔던 식후혈당이 두 달 만에 140mg/dL 수준으로 낮아지기도 했다. 지역 보건소의 철저한 관리와 함께 병을 이겨나가는 이웃들이 있었기에 가능했던 일이다.

병을 이해하고 철저히 관리해야 이길 수 있는 당뇨병. 개인의 노력뿐 아니라, 사회의 관심까지 보태진다면 당뇨병은 오히려 더 건강한 삶을 살게 하는 조력자가 될 수도 있다. 절망을 희망으로 바꾸고, 불청객을 고마운 손님으로 바꾸는 것은 모두 우리에게 달려있다.

Doctor Says

일반 검진에
당화혈색소 수치까지 추가해야

국민건강보험공단에서 진행하는 일반적인 건강검진에 공복혈당 수치는 검사 항목으로 들어가 있지만 그것만으로는 모자라다. 당화혈색소 수치까지 포함되어야 한다. 당뇨병을 예방했을 때 오는 사회적·경제적인 이득을 생각하면 당화혈색소 검사 하나로 훨씬 많은 것을 얻을 수 있다.

_박경수 교수(서울대병원 내분비내과)

1형 당뇨병과
2형 당뇨병

당뇨병은 비만 외에도 가족력 등 다양한 문제에 의해서 발생한다. 올해 9살이 된 성민(가명)이는 췌장에서 인슐린이 전혀 분비되지 않아서 발생하는 1형 당뇨병을 앓고 있다.

생활 습관 등에 의해 후천적으로 발생하는 2형 당뇨병과 달리, 1형 당뇨병은 췌장 베타세포의 파괴로 발생한다. 인슐린을 생산하지 못하는 질환으로, 전체 당뇨병 환자의 5% 미만을 차지한다. 베타세포가 파괴되는 원인은 보통 자가면역 기전으로 설명할 수 있다. 자가면역이란 우리 몸에 있는 항체가 스스로 자기 몸을 이물질로 인식해서 췌장을 공격하는 것으로, 그로 인해 췌장에 있는 베타세포가 파괴된다.

1형 당뇨병은 인슐린 분비 능력 자체가 부족한 것이기 때문에 음식 섭취량에 따라 인슐린 주사를 통해 혈당을 조절해야 한다.

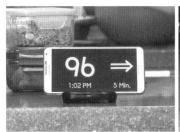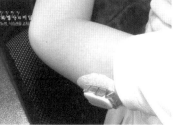

연속혈당측정기를 이용한 혈당 모니터링

그래서 성민이의 부모님은 연속혈당측정기를 통해 시시때때로 혈당을 모니터한다.

1형 당뇨병의 발생 원인은 2형 당뇨병과 다르지만 오해와 편견으로 아이를 바라보는 현실이 답답하다는 성민이 어머니. 사회적 인식이 개선되어 아이들이 편견 없이 자랄 수 있길 바란다.

연속혈당측정기

채혈 없이 몸에 부착해 혈당을 측정하는 장치. 주로 복부나 팔에 부착하며, 일정 시간 간격으로 센서에 의해 혈당이 측정된다. 어떤 음식을 먹었을 때 혈당 변동이 생기는지, 어떤 운동을 할 때 혈당이 얼마나 떨어지는지 등을 실시간으로 확인할 수 있다.

당뇨병은 혈관을 약화시켜 우리 몸속 혈관이 있는 곳이라면 어디든 합병증을 발생시킨다. 특히 심장에서 멀리 떨어져 있는 발, 미세한 혈관이 모여 있는 신장, 신생혈관의 출혈로 실명 확률까지 높은 눈은 당뇨병 환자가 특히 신경 써야 하는 부위다. 그런데 모든 당뇨인이 합병증을 앓고 있는 건 아니다. 합병증이 오지 않게 자신만의 방법으로 꾸준히 관리하고 있는 사람들도 많다. 당뇨병에 걸렸다고 우울하게 생각하기보다 긍정적이고 적극적인 마음으로 관리한다면 오히려 건강 장수법이 될 수 있다.

PART 2

당뇨병합병증을
이긴 사람들

생명까지 위협하는
당뇨병합병증

우리 몸속에 얼만큼의 당이 있는지는 당뇨병 진단의 중요한 기준이다. 정상 기준인 공복혈당 100mg/dL는 4L의 혈액에 4g의 당, 즉 각설탕 1개가 녹아 있는 것을 뜻한다. 반면 각설탕 1개에 단 1g이 더해지면 공복혈당 126mg/dL, 당뇨병이 된다. 이 작은 차이는 엄청난 결과를 가져온다. 고혈당으로 끈적끈적해진 혈액은 혈관에 염증을 일으키고, 혈관이 망가지면 장기가 손상된다. 시력 상실, 뇌경색, 만성신장질환, 족부 괴사 등 혈관 염증으로 유발되는 치명적인 당뇨병합병증. 암보다 무서운 당뇨병합병증에 주목해야 한다.

2015년도 우리나라 당뇨병합병증 환자 수를 살펴보면 눈 관련 합병증이 35만여 명, 신경병증이 33만여 명, 신장 합병증이 14만

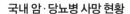

국내 암·당뇨병 사망 현황

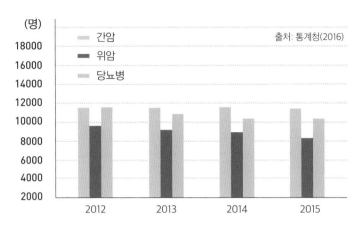

여 명이다. OECD 국가 중 당뇨병합병증으로 인한 사망률이 여섯 번째로 높은 국가이기도 하다. 간암, 위암 등 주요 암 사망률과 비교해 봐도 당뇨병으로 인한 사망자 수와 엇비슷하다. 당뇨병합병증이 무서운 이유다.

당뇨병이 오래 지속되면 고혈당으로 끈적해진 혈액이 굳어 핏덩어리인 혈전을 만든다. 이 혈전은 염증의 원인으로 여러 가지 혈관병, 즉 당뇨병합병증을 유발한다. 혈관이 있는 곳이면 어디든 합병증이 생길 수 있으며, 특히 말초신경과 눈, 신장 등 혈관이 가느다란 곳부터 치명타를 입힌다. 혈관을 따라 문제를 일으키기 때문에 당뇨병은 '전신병'이기도 하다. 심한 경우 실명하거나 다리를 절단하기도 하고, 큰 혈관이 막히면 뇌졸중이나 심근경색으로 사망에 이를 수도 있다. 이것이 소리 없이 찾아와 치명적인 고

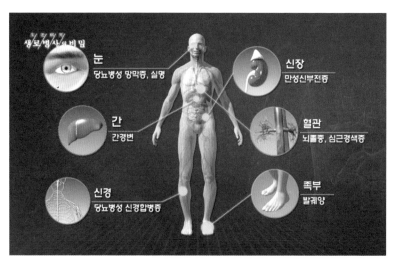

전신에 일어나는 당뇨병합병증

통을 안겨주는 당뇨병을 '침묵의 살인자'라고 부르는 이유다.

당뇨병합병증은 왜 일어날까? 가장 큰 원인은 혈관 문제로 인한 저산소증이다. 혈액 속 적혈구에는 하나당 약 2억 5천만 개의 헤모글로빈이 있는데, 각각 산소 분자 4개와 결합해 세포에 산소를 전달한다. 그런데 고혈당으로 혈액이 끈끈해지면 산소 운반에 차질이 생겨 당뇨병합병증이 일어나는 것이다.

올해 66살의 김홍석(가명) 씨. 고혈압 치료를 위해 병원에 입원했다가 당뇨병이란 사실을 알게 됐다. 이미 합병증까지 진행된 상태로 심각한 백내장과 당뇨병망막병증이 의심되는 상황이다. 전체적으로 감각과 통증, 온도를 느끼는 신경도 무뎌져 있었다. 합병증 검사 결과 신장의 기능 또한 떨어져 있었다. 당뇨병은 진단 당시 50% 이상의 환자가 이미 합

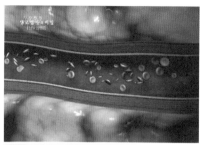

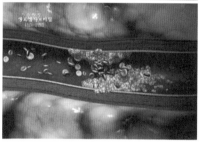

고혈당으로 혈액이 끈끈해지면 산소 운반에 차질이 생겨 당뇨병합병증이 생긴다.

병증을 동반하고 있다. 당뇨병합병증의 또 한 가지 문제는 김홍석 씨의 경우처럼 본인이 당뇨병임을 인지하지 못한 상태에서 합병증 진단을 먼저 받는다는 것이다. 조기 발견이 더욱 중요한 이유다.

당뇨병과
고혈압·고지혈증

당뇨병이 없는 사람들은 아무리 많이 먹어도 혈당이 어느 선 이상으로 올라가지 않고 좁은 범위 안에서 유지된다. 반면 당뇨병 환자의 경우 혈당을 정상 범위로 조절하는 능력이 떨어지기 때문에 같은 음식을 섭취하더라도 혈당이 더 많이 올라갈 가능성이 높다. 그래서 당뇨병이 심해질수록 혈당변동성이 더 커지고 조절도 어려워지게 된다.

숨이 차고 가슴 통증이 심해져 병원을 찾았던 이수용(가명) 씨. 즉시 응급실로 이송돼 스텐트 시술을 받았다. 병명은 심근경색. 심장 혈관이 군데군데 막혀 있었다. 2년 전부터 당뇨병과 고혈압을 앓았지만 심장 쪽 문제는 상상도 못 했다. 심근경색의 원인으로 지목된 것은 혈당이었다. 이수용 씨가 응급실에 왔을 때

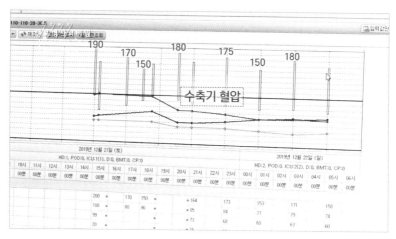

이수용(가명) 씨의 수축기혈압

2019년 12월 21일 (토)													2019년 12월 20일 (일)						
HD:1, POD:0, ICU:1(1), D:0, BMT:0, CP:0													HD:2, POD:0, ICU:2(2), D:0, BMT:0, CP:0						
10시	11시	12시	13시	14시	15시	16시	17시	18시	19시	20시	21시	22시	23시	00시	01시	02시	03시	04시	05시	06시
00분	00분	00분	00분	00분	00분	00분	00분	00분	00분	00분	00분	00분	00분	00분	00분	00분	00분	00분	00분	00분

		200	170	150		164	173	153	171	158
		100	80	90		95	84	77	79	74
		99				73	68	63	63	60
		20								

혈당은 890~900mg/dL, 당화혈색소는 무려 17.6%에 달했다.

이는 정상보다 3배가량 높은 수치로, 오랜 기간 혈당변동이 심했던 것으로 추정된다. 그런데 혈당과 함께 요동친 것은 또 있었다. 바로 혈압이다. 일반적으로 당뇨병 환자의 수축기혈압 목표치는 140mmHg 미만으로 권고되고 있지만, 이수용 씨의 수축기혈압은 160mmHg를 넘었다.

Doctor Says

**당뇨병, 고지혈증,
고혈압은 뗄 수 없는 관계**

"인슐린은 좋은 면도 있지만 나쁜 면도 있다. 인슐린이 높아지면 중성지방을 올리게 되는데, 몸에 좋은 HDL 콜레스테롤은 떨어뜨리고 몸에 안 좋은 LDL 콜레스테롤을 올려 고지혈증이 발생하기 쉽다. 또한 인슐린은 몸에서 염분이 빠져나가지 않게 잡아 주는 역할을 하기 때문에 혈압이 오르기 쉽다. 그래서 당뇨병, 고지혈증, 고혈압은 몰려다니는 경우가 많다.

_옥선명 교수
(가톨릭대 여의도성모병원 가정의학과)

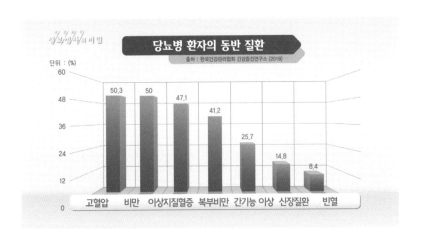

당뇨병 환자의 동반 질환

출처 : 한국건강관리협회 건강증진연구소 (2018)

조사에 따르면 성인 당뇨병 환자 3명 중 2명 이상이 한 가지 이상의 질환을 가지고 있는 것으로 나타났는데, 가장 흔히 동반되는 질환이 고혈압과 고지혈증이었다. 모두 혈관 문제에서 비롯되는 것이다.

혈당과 혈압은 어떤 관련이 있을까? 인제대 부산백병원 내분비대사내과 박정현 교수팀은 혈관 내피세포를 각각 정상혈당, 고혈당, 급격하게 변동하는 혈당에 노출시켰다. 그 결과 정상혈당에 노출시킨 혈관 내피세포는 별다른 변화가 없었다. 하지만 고혈당에 노출된 경우 세포의 60%가량이 살아 있었고, 급격한 변동 혈당에 노출된 경우는 20~30% 정도만이 살아 있었다.

정상인의 경우 혈관 내피세포에 지저분한 물질이 달라붙어도 자정작용을 통해 항상 깨끗하게 유지된다. 그런데 혈당 관리가 제대로 되지 않으면 위 실험과 같이 혈관 내피세포가 능력을 상실한다. 결국 지속적으로 혈관 내 노폐물이 쌓이게 되고, 동맥경화 등 혈관병으로 이어지는 것이다.

혈당은 누구나 매 순간 오르락내리락하게 되어 있지만 아주 좁은 범위 내에서만 안전하다. 혈당이 급격하게, 자주 변하면 인체에 해로운 활성산소가 증가하고 이때 혈관 가장 안쪽을 감싸고 있던 혈관 내피세포는 상처를 입게 된다. 이로써 혈관이 수축되고 혈전이 만들어지며 혈관 내 염증 반응이 일어나는데, 결국 몸속에 퍼져있는 혈관에 치명타를 입힐 수 있다. 즉, 혈당의 변동 폭이 크거나 혈당조절이 제대로 되지 않을 때 마주하게 되는 당뇨병의 최종 결과는 혈관병이다.

한 번 망가지면 회복이 어려운 당뇨병신장병증

우리 몸에 필터 역할을 하는 신장은 등 쪽 가까운 아랫배에 쌍으로 자리 잡고 있으며 혈액을 걸러 몸속의 노폐물을 소변으로 배출하는 등 필수적이고 다양한 역할을 한다. 신장이 손상되면 생명을 유지하기 어려워지는데, 문제는 신장은 거의 다 망가질 때까지 증상이 없어 초기에 병을 발견하기 어렵다는 것이다. 만성신장질환을 불러오는 가장 큰 원인이 바로 당뇨병이다.

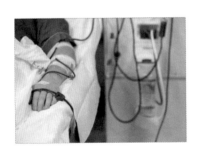

당뇨병으로 혈액 내 포도당 농도가 높아지면 혈액이 끈적끈적해지면서 각종 대사성 부산물들이 쌓이게 되고, 이러한 노폐물로 인해 사구체 내의 모세혈관

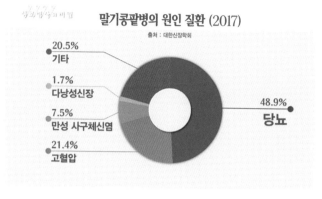

말기콩팥병의 원인 질환 (2017)

출처 : 대한신장학회

20.5%
기타

1.7%
다낭성신장

7.5%
만성 사구체신염

21.4%
고혈압

48.9%
당뇨

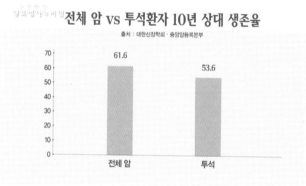

전체 암 vs 투석환자 10년 상대 생존율

출처 : 대한신장학회 · 중앙암등록본부

61.6
53.6

전체 암   투석

들이 손상된다. 이로 인해 신장은 혈액을 여과시키는 기능을 점점 잃게 되고 만성신장질환으로 이어지게 된다.

실제 투석하는 환자 2명 중 1명이 당뇨병신장병증 환자라고 한다. 대한신장학회 조사 결과에 따르면 만성신장질환의 원인으로는 당뇨병이 절반 가까이를 차지하고, 고혈압과 사구체신염이 그 뒤를 잇고 있다. 문제는 만성신장질환 말기로 진행된 투석 환자들의 경우, 생존율이 암보다 낮다는 것이다. 투석 환자들의 사

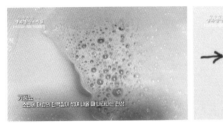
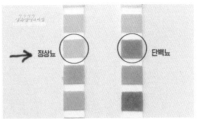

소변에 거품이 보인다면(왼쪽) 이미 단백질이 빠지고 있는 상태지만,
눈으로 확인이 어려운 미세단백뇨도 있기 때문에 검사를 통해 확인해야 한다(오른쪽).

망 원인으로는 당뇨병, 고혈압과 관련성이 큰 심근경색, 뇌졸중, 심부전 등의 심혈관질환이 가장 큰 비중을 차지한다.

　신장이 보내는 경고를 감지할 수 있는 대표적인 지표는 바로 소변이다. 육안으로 거품뇨가 관찰된다면 이미 몸에서 상당한 양의 단백질이 빠지고 있는 상태. 하지만 눈으로 확인하기 어려운 미세단백뇨도 있기 때문에 검사를 통해 확인하는 것이 좋다. 성인의 경우 하루 소변에서 알부민 기준 30mg이상이 빠져나올 때 단백뇨라 하는데, 검사용 시약에 반응해 푸른 색을 띤다. 혈뇨도 심한 경우엔 눈으로 확인되지만 그렇지 않은 미세혈뇨의 경우 소변을 원심 분리해 현미경으로 확인해야 한다. 이때 현미경 시야에 일정량의 적혈구가 보이면 혈뇨라 한다.

한번 망가지면 회복하기 어려운 신장. 특히 당뇨병 환자들의 경우 당뇨병신장병증이 합병증으로 흔하게 나타날 수 있는 만큼 건강을 지키기 위해 혈당 관리와 더불어 정기적인 검진을 받는 것이 매우 중요하다.

실명 위험이 높은 3대 안질환, 당뇨병망막병증

대체로 안과 질환은 노화로 인한 것으로 생각하는 경우가 많다. 그러나 안질환은 고혈압, 폐경에 의한 호르몬 변화, 스트레스 호르몬 등 훨씬 다양한 원인에 의해 발생한다. 특히 당뇨병이나 만성신장질환을 앓고 있는 환자의 경우 합병증으로 당뇨병망막병증 등의 안과 질환에 걸릴 확률이 높다.

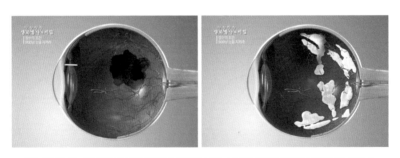

당뇨병 환자는 망막에 출혈이 생기거나(왼쪽) 지방 성분이 쌓여(오른쪽) 문제를 일으킨다.

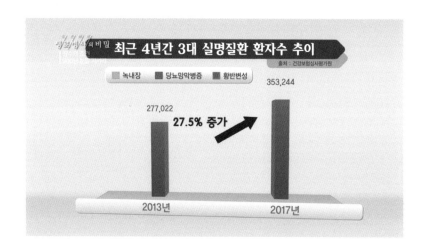

최근 4년간 3대 실명질환 환자수 추이
출처 : 건강보험심사평가원
녹내장　당뇨망막병증　황반변성

277,022
27.5% 증가
353,244

2013년　2017년

　망막은 눈으로 받아들인 정보를 뇌에 전달하는 얇은 신경조직
이다. 장기간 고혈당에 노출된 당뇨병 환자의 경우 망막의 미세
혈관이 약해지면서 출혈이 생기거나 망막에 지방 성분이 쌓이기
도 한다. 결국 시신경이 죽어 실명에 이를 수도 있다. 당뇨병망막
병증은 녹내장, 황반변성과 함께 실명 위험이 높은 3대 질환으로
꼽힌다. 최근 4년간 질환 발생 환자 추이를 살펴보면 당뇨병망막
병증은 약 28% 정도 증가한 것으로 나타났다.

　벌써 16년째 당뇨병을 앓고 있는 박동구(가명) 씨. 꾸준한 관리
에도 불구하고 최근 당뇨병합병증이 눈으로 찾아와 걱정이다.

　"짠 음식 덜먹고 채소 많이 먹고 운동도 열심히 해서 당뇨병이
많이 잡혔어요. 병원에서 인슐린 안 맞아도 된다고 하고 약만 먹
어도 공복혈당이 100mg/dL 정도 나오니까…."

　약만 먹을뿐 인슐린 주사를 맞지 않아도 될 정도로 당뇨병이

온찜질로 눈꺼풀 염증을 관리한다

"평소 눈꺼풀 염증을 관리하는 게 중요하다. 눈이 많이 건조한 분은 물론 아무 증상이 없는 분이라도 찜질을 해주면 눈 건강에 도움이 된다. 물병에 따뜻한 물을 넣어 5~10분 정도 눈에 댄 후 인공눈물을 한 방울 넣으면 개운한 느낌이 든다.

_이가영 교수(한림대 강남성심병원 안과)

호전됐다고 믿었다. 그런데 어느 날부터 눈이 침침하고 갑갑한 느낌이 들어 병원을 찾았다.

"다른 곳이 아프면 진통제를 먹고 참을 수가 있는데 눈이 흐릿한 건 그럴 수가 없으니 진짜 답답하더라고요."

처음 안과를 찾았을 당시 당뇨병망막병증이 상당히 진행된 상태였다. 초기에는 주변부의 작은 혈관에서부터 병이 시작되기 때문에 시력 저하를 비롯해 아무런 증상을 느끼지 못한다. 때문에 자각 증상이 있을 때 병원에 오면 치료 시기를 놓칠 위험이 있다.

100세 시대라고 하지만 오래 사는 것보다 중요한 것이 건강하

일상생활에서 눈 건강 지키기

1. 자외선이 강한 날은 외출 시 선글라스를 착용해 자외선을 차단한다.
2. 컴퓨터 사용 시 1시간에 10분 정도 눈을 감고 휴식한다.
3. 먼 곳(3~6m)과 가까운 곳을 번갈아 보며 눈 근육을 단련한다.
4. 눕거나 엎드려 책, 휴대폰을 보는 것은 피한다.
5. 특히 40세 이후에는 1년에 한 번씩 안과에서 정기검진을 받는다.

게 사는 것이다. 건강하고 행복하게, 삶의 질을 높이기 위해 가장 먼저 챙겨야 할 것이 바로 눈이다. 잘 보이지 않거나 감각을 받아들이지 않으면 사람의 뇌 기능은 현저히 떨어진다. 신체활동이 줄어들면서 우울해지기 쉽고 그만큼 치매에 걸릴 확률도 높아진다.

눈이 아닌
신경 이상으로 생기는 복시

한미선(가명) 씨는 5년 전 당뇨병 진단을 받고도 대수롭지 않게 여기다가 어느 날 갑자기 눈에 이상을 느꼈다.

"횡단보도를 건너면 앞에 1명이 가는데 내 눈에는 항상 둘씩 가는 걸로 보이는 거예요. 4명이 가면 8명으로 보여서 정신이 하나도 없었어요. 그러니까 누가 뭘 줘도 어떤 게 진짜인지 몰라서 잘못 받았어요."

눈의 문제일 줄 알았는데 당뇨병합병증 판정을 받았다. 사물이 두 개로 보이는 복시는 눈이 아닌 신경 이상이 원인이다.

가천대 길병원 신경과 신동훈 교수는 당뇨병합병증 중 하나인 복시에 대해 "당뇨병이라는 것 자체가 오래되면 미세한 혈관부터 망가지게 되고, 그 미세한 혈관이 먹여 살리는 신경 어디든 당뇨병합병증이 침범할 수 있습니다. 당뇨병합병증이 눈을 움직이는 신경 한쪽에 침범했을 때, 눈이 아주 섬세하게 초점을 맞춰야 하는데 한쪽이 움직이질 않으니까 초점을 맞출 수 없어 물체가 두 개로 보이는 복시 증상이 생기는 겁니다."라고 설명했다.

합병증이 생긴 후부터 당뇨병 관리를 시작한 한미선 씨. 식단 관리, 운동 등 철저히 관리를 한 덕분에 이제는 약도 끊었다. 최근 2~3개월간의 혈당을 알려주는 당화혈색소 수치도 안정되었고, 복시 증상 역시 사라졌다.

작은 상처가
절단으로 이어지는 당뇨병발

올해 58세의 김복순(가명) 씨는 30대 초반 젊은 나이에 당뇨병 진단을 받았다. 그러다 10년쯤 지나 우연히 발에 상처가 나며 곪아가고 있는 것을 발견했다.

"직장 상사가 아픈 데 없냐고 그래서 아픈 데는 없다고 했더니 발바닥 괜찮냐고 해서 발을 보여줬어요. 그랬더니 당장 큰 병원으로 가라고 했어요."

일명 '당뇨병발'이라 불리는 당뇨병합병증이었다. 당뇨병발이라는 병도 몰랐을뿐더러 무엇보다 통증이 없었다. 상처가 나도 잘 모르고 피가 나도 쉽게 멈추지 않았다. 발이 붓고 불편한 탓에 양말뿐 아니라 신발도 신을 수 있는 게 거의 없다. 주인을 잃은 구두, 운동화, 등산화들이 몇 년째 신발장을 지키고 있다. 신고 싶은 신발을 골라 신던 평범한 일상이 이제는 그리운 옛일이 되었다.

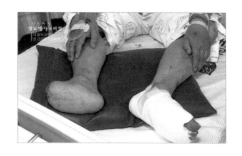

당뇨병발은 치료 시기가 늦으면 일부를 절단해야 하는 무서운 합병증이다. 당뇨병으로 인해 신경으로 가는 미세한 혈관들이 막히면서 감각이 둔해지고 자극을 받아도 통증을 느끼지 못하는 경우가 많다. 통증을 잘 느끼지 못하기 때문에 반복적으로 어떤 자극이 가해져도 방치되는 것이다. 발에 상처가 있는지, 물집이 생겼는지, 굳은살이 있는지, 피부가 갈라진 곳이 있는지, 색깔이 변한 데가 있는지 등 환자와 의료진의 세심한 관찰이 필요하다.

혈당이 200mg/dL를 오르내릴 정도로 당뇨병이 심한 홍정민(가명) 씨에게도 당뇨병합병증이 나타났다. 한쪽 눈은 거의 실명이 됐고, 심한 치주염이 왔지만 임플란트가 불가능해서 틀니를 했다. 신장도 기능을 잃어 신부전증을 앓고 있다. 마지막 당뇨병합병증은 발에 찾아왔다. 하지만 당뇨병발이라는 걸 알아차리는 데는 시간이 걸렸다.

"거의 감각이 없어요. 처음 시작을 잘 몰라요. 어느 정도 진전이 돼야 그제서야 염증 때문에 열이 나고 만져보면 이상하다, 아프다 하는 감각이 있는 거죠."

오른발은 치료가 늦어 발가락을 모두 절단한 상태다. 그런데 현재 왼발의 진행도 심각하다. 한 번 겪고 난 후 이상이 있다는 걸 알아차렸지만 역시 대처가 늦었다. 불과 열흘 사이에 급속도로 진행된 왼발을 보면 자신의 몸에 신경을 쓰지 못한 것이 후회된다고 한다. 당뇨병 환자들은 면역력이 저하되어 있는 경우가 많아 똑같이 균이 들어와도 일반인에 비해 감염이 심하고 진행속도가 빠르다. 엎친 데 덮친 격으로, 혈관이 좁아지거나 막혀 면역세포들이 상처 부위로 가기도 어렵다.

홍정민 씨는 왼발의 회생이 불가능하고 감염이 퍼질 위험이 있다고 판단돼 결국 발가락을 절단했다. 절단을 통해 다른 부위로의 감염 확산을 막는 것이다. 다리의 혈관을 뚫어주는 스텐트 시

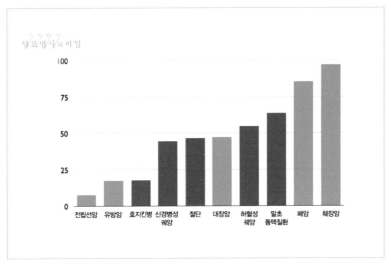

당뇨발 환자와 암 환자의 5년 내 사망률 비교

술도 진행됐다. 다리에 있는 3개의 주된 혈관 중 하나가 막혀 치료에 지장을 주는 상황이었다. 혈관을 통해 균을 죽이거나 염증을 낮게 하는 약이 공급되기 때문에 혈액 공급을 위한 혈관 확장술은 발 상처 치료에 핵심적인 시술이다.

당뇨병발을 앓는 환자 중 약 20%가 발의 일부를 절단하는 것으로 알려져 있다. 발을 절단하는 당뇨병발 환자와 암 환자의 5년 내 사망률을 비교한 논문에 따르면, 당뇨병발 환자의 5년 내 사망률이 전립선암이나 유방암 환자보다 높고, 대장암과는 비슷한 수준인 것으로 나타났다. 발에 난 작은 상처 하나라도 외면해선 안되는 이유다.

당뇨병발 환자들은 치료 외에 발 관리에 있어서도 각별한 신경을 써야 한다. 가장 기본은 자신의 발 상태에 맞는 신발을 신는 것. 맞지 않는 신발을 신을 경우에는 상처 부위가 눌려 재발의 가능성이 있다. 자신의 발

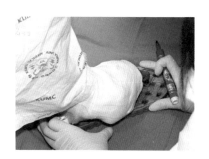

모양에 맞으면서 약간 여유가 있는 신발을 선택하고, 두꺼운 면 양말을 신는 것이 좋다. 두껍고 푹신한 깔창을 까는 것도 도움이 될 수 있다. 당뇨병발 환자의 1년 내 재발률은 40%, 3년 내 재발률은 60%로 알려져 있다. 당뇨병발이 당장 아물었다고 해도 원인이 완전히 제거된 것은 아니기 때문에 늘 위험인자가 내포되어 있다는 것을 인식하고 꾸준히 관리하는 자세가 필요하다.

당뇨병이 있어도
합병증 없이 살 수 있는 법

당뇨병은 혈관을 약화시켜 우리 몸속 혈관이 있는 곳이라면 어디든 합병증을 발생시킨다. 특히 심장에서 멀리 떨어져 있는 발, 미세한 혈관이 모여 있는 신장, 신생혈관의 출혈로 실명 확률까지 높은 눈은 당뇨병 환자가 특히 신경 써야 하는 부위다. 그런데 모든 당뇨인이 합병증을 앓고 있는 건 아니다. 합병증이 오지 않게 자신만의 방법으로 꾸준히 관리하고 있는 사람들도 많다. 당뇨병에 걸렸다고 우울하게 생각하기보다 긍정적이고 적극적인 마음으로 관리한다면 오히려 건강 장수법이 될 수 있다.

서른넷, 젊은 시절부터 당뇨병을 앓아 온 80대 이상원(가명) 씨. 직업 특성상 불규칙한 생활을 해왔음에도 불구하고 꾸준히 혈당 관리를 해왔다.

"처음에는 당뇨병이 뭔지도 몰랐어요. 좋은 음식과 나쁜 음식이 있다고 이야기하길래 좋은 음식을 써달라고 부탁해서 그것을 가지고 다녔어요. 식당에 와서 보니까 전부 못 먹는 음식인 거예요. 도시락에 쌀 대신 율무, 수수, 조, 보리쌀로 만든 밥과 나물을 종류별로 담아 꼭 그것만 먹었죠."

이렇다 할 합병증 없이 당뇨병을 잘 관리해 왔지만 팔순에 접어들면서 언제고 닥칠지 모를 합병증이 항상 걱정이다. 특히 몇 년 전 눈에서 실핏줄이 터진 적이 있어 눈 합병증을 더욱 신경 쓴다. 강남세브란스병원 안과 김민 교수는 "당뇨병을 아무리 잘 조절한다고 하더라도 시간이 오래 지나면 당뇨병합병증, 즉 당뇨병망막병증이 생길 확률이 높아집니다. 그런데 이상원 씨의 검사 결과를 보면 눈 속의 모양들이나 안저 소견들은 굉장히 좋은 편입니다."라고 말했다.

다행히 눈에는 이상이 없는 상태. 이외에도 당뇨병합병증에 대한 여러 검사를 실시했다. 그 결과 당뇨병의 주요 진단 기준인 공복혈당과 당화혈색소, 신장 합병증을 판단하는 크레아티닌 수치는 다소 높았지만 50년 당뇨병 병력에 비하면 매우 양호한 것으로 나타났다. 이에 대해 강남세브란스병원 내분비내과 안철우 교수는 이상원 씨가 철두철미하게 혈당을 조절해 온 것에 놀라움을 표했다.

"미세혈관합병증 하면 신경, 눈, 신장에 생기는 건데요, 이것을

3대 합병증이라고 합니다. 그런데 이상원 씨의 당뇨병성 신경합병증 검사, 망막 검사, 신장 검사 결과를 보면 합병증이 진행 안 되고 그대로거든요. 정말 대단한 일입니다."

발병 초기부터 지금까지 50년 가까운 세월 동안 단 한순간도 혈당 관리를 잊은 적이 없다. 모든 생활습관을 당뇨병에 맞추다 보니 육식을 즐겼던 과거와 달리 저염식과 자연식 위주로 식성도 바뀌었다. 그간의 그의 노력은 '건강수첩'에도 여실히 드러났다. 매일 혈당을 측정해 적고, 조금 높게 나온 날은 빨간색으로 표시했다.

"당뇨병을 싫어하면 괜히 자꾸 화가 나요. 음식을 먹되 내가 좋은 것을 먹는 게 아니고 내 친구 당뇨병이 좋아하는 것을 먹자. 친구가 좋아하는 것을 먹으면 당이 안 올라갑니다. 근데 내가 좋아하는 음식 먹고 당뇨병이 싫어하는 음식을 먹으면 당이 쭉쭉 올라간다니까요. 이게 경험이에요."

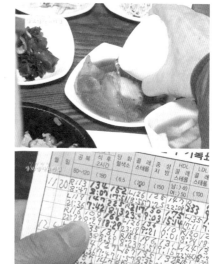

최근 2~3개월간의 혈당을 알 수 있는 당화혈색소 수치가 당뇨병 진단 기준을 좀 웃돌긴 해도 변화 폭이 적어 안심해도 되는 수준이

혈당 관리를 위한 이상원(가명) 씨의 노력

다. 혈당을 스스로 점검하며 운동과 식습관을 조절한 덕분에 오랜 시간 당뇨병을 앓았음에도 불구하고 당화혈색소로 표현되는 혈당조절의 지표가 아주 양호한 편에 속한다.

이처럼 철저한 혈당 관리로 건강을 유지하는 경우가 있는가 하면, 발병 초기에 신경 쓰지 않아 합병증이 일찍 찾아온 경우도 있다. 10여 년 전, 당뇨병을 진단받고도 혈당 관리에 무심했던 김형우(가명) 씨는 4년 후 눈에 합병증이 와서 시력을 잃었다.

"그때 당시만 해도 당뇨병에 대해 '그런 병이 있나 보다'라고 생각하고 크게 신경 쓰지 않았어요. 처음에는 살 빠지고 물 마시고 소변보는 것 때문에 거기에 대한 조치를 취했는데 그게 또 없어지니까 '이러다 말겠지'하는 안이한 생각을 했죠."

현재 인슐린 주사 없이는 단 몇 시간도 버틸 수 없는 김형우 씨. 6년 전 찾아온 당뇨병망막병증으로 작년엔 결국 왼쪽 눈이 완전히 실명됐다. 오른쪽 시력은 0.2 정도로 간신히 사물만 구분하는 상태. 양쪽 눈이 모두 안 보이면서 생업도 포기했다. 당뇨병이 김형우 씨의 삶을 송두리째 앗아간 것이다. 당뇨병을 앓은 지 10여 년. 초기 관리를 어떻게 했기에 이렇게 심각한 당뇨병합병증을 얻게 된 것일까?

"처음에는 그냥 민간요법이라고 하죠. 뽕나무 뿌리 같은 것 끓여 먹고 운동도 조금 하고 그렇게 지내 왔어요."

전문가의 진단 없이 당뇨병을 소홀히 관리했던 김형우 씨의 현재 몸 상태는 어떨지 정밀 검진을 실시했다. 검사 결과 눈에 이어 신장과 신경에도 이미 합병증 징후가 있는 상태. 최근 인슐린 주사를 꾸준히 맞고 있어 다행히 혈당 수치는 안정적인 편이다. 서울아산병원 내분비내과 김

민선 교수는 "보통 심한 당뇨병이 아니고 혈당이 200mg/dL 정도 되는 당뇨병이면 일상생활을 하기에 아무 지장이 없고 특별한 증상도 못 느낍니다. 그러나 그 정도의 고혈당이어도 장기간 지속되면 혈관에 염증을 일으켜서 혈관이 점차 좁아지다가 막히게 되고, 각종 당뇨병합병증을 유발하게 됩니다."라며 고혈당의 지속이 합병증을 유발할 수 있다는 것을 경고했다.

당뇨병 진단을 받고 평균적으로 10년이 지난 후부터 합병증 발생률이 크게 증가하며, 딩뇨병 환자의 절반 가까이가 20년이 지나면 최소 한 가지 이상의 합병증을 얻게 된다. 당뇨병을 진단받았거나 이제 막 합병증 징후가 나타나기 시작했다면 바로 전문적이고 적극적인 관리를 해야 한다. 빠른 대치만이 당뇨병합병증을 줄일 수 있는 최선의 방법이다.

당뇨병합병증의
다양한 치료법

당뇨병망막병증
_유리체절제

눈 속의 혈관은 아주 가늘어서 혈액의 작은 변화에도 매우 민감하다. 그래서 당뇨병합병증이 가장 먼저 눈에 나타나는 경우가 흔하다. 눈의 미세혈관이 막히다가 결국 새로운 혈관이 자라게 되는데, 새로 생겨난 혈관은 약하고 출혈이 잦다. 안구 속에 출혈이 많아지면 그것이 망막을 뒤덮어 시력에 영향을 주는 것이다.

10년 전 당뇨병 진단을 받은 박명희(가명) 씨는 두 달 전부터 눈이 완전히 안 보이기 시작해 병원을 찾았다. 짙은 안개가 낀 것처럼 뿌옇고 앞을 전혀 볼 수 없는 상태다. 안구 내 출혈이 심한

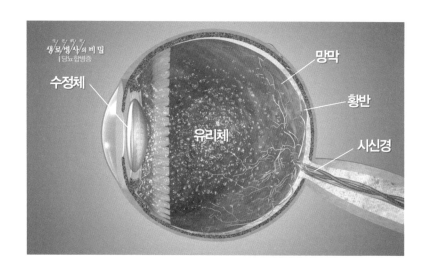

것이 시력 상실의 원인인데, 특히 오른쪽 눈 상태가 더 좋지 않다. 왼쪽 눈 역시 출혈이 심해 시력이 많이 약해져 있다.

"운전하는 남편에게 날씨가 왜 이렇게 뿌옇냐고 하니까 좋은 날씨라는 거예요. 그런데 아무리 눈을 비비고 봐도 내 눈에는 안개가 꽉 낀 것처럼 앞에 가는 차가 안 보이더라고요."

곧 백내장 수술이 진행됐다. 뿌옇게 흐려진 수정체를 빨아들인 후 그 자리에 인공 수정체가 삽입됐다. 그리고 이어진 유리체절제. 유리체란 수정체와 망막 사이에 있는 젤 형태의 조직으로 당뇨병망막병증이 생기면 유리체가 혼탁해져 시력이 떨어진다. 유리체절제는 망막 신경에 붙은 비정상적인 막을 떼어내고 자주 터지는 신생혈관을 제거한 후 레이저 시술로 더 이상 출혈이 발생하지 않도록 하는 것이다.

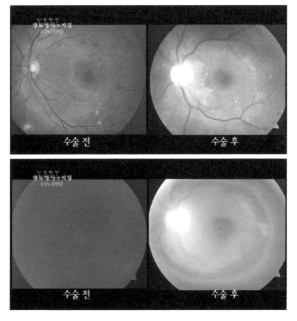

박명희(가명) 씨의 왼쪽 눈(위)과 오른쪽 눈(아래)

수술 3주 후 당뇨병합병증으로 잃었던 시력이 어느 정도 회복
됐는지 정밀 검진을 받아 보았다. 수술로 왼쪽 눈의 출혈이 제거
돼 안구 내부가 선명해졌고 오른쪽 눈도 희미하게나마 혈관이 보
일 만큼 깨끗해졌다. 왼쪽 눈의 시력은 0.2에서 0.5 정도로, 오른
쪽 눈은 빛을 거의 인지하지 못하는 수준에서 손이 움직이는 것
을 인지하는 정도까지 좋아졌다. 시력은 추후 점점 좋아질 것으
로 기대된다. 박명희 씨는 시력을 잃으면서 세상이 얼마나 환하
게 보이는지 잊고 있었다고 말했다. 이제 붕대를 풀고 밝은 세상
을 다시 볼 수 있게 되었다. 최첨단 의술이 당뇨병합병증의 치료

범위를 점차 늘려가고 있다.

시력 저하와 당뇨병발
_고압산소치료

당뇨병합병증의 가장 큰 원인은 혈관 문제로 인한 저산소증이다. 고혈당으로 혈액이 끈끈해지면 산소 운반에 차질이 생겨 당뇨병 합병증이 일어난다. 잠수부들의 잠수병이나 연탄가스 중독 같은 치료에 주로 쓰였던 고압산소치료가 2013년부터 당뇨병합병증에 본격적으로 적용되고 있다. 고압산소치료는 혈관이 막혀서 더 이상 혈관으로부터 산소를 공급받기 어려울 때 공기 중의 산소를 높은 농도로 압력을 주어 주입하는 것으로, 일부 피부를 통해 산소가 조직 속으로 스며들어 간다.

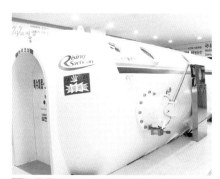
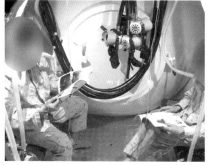

고압산소치료

고압산소치료에는
다양한 효과가 있다

"고압력의 고순도 산소가 부종이나 염증
반응을 억제하는 고압산소치료는 세균
을 바로 죽이는 기능을 하고 백혈구의
기능을 강화해 준다. 이 외에도 항생제
의 작용을 더 높여주고, 상피 조직의 생
성을 왕성하게 하며 콜라겐 생성을 돕
는 기능이 있어 염증 치료에 적극 활용
하고 있다.

_한창섭 센터장
(삼천포서울병원 고압산소클리닉)

20년 전 당뇨병을 진단받은 한기덕(가명) 씨도 고압산소치료로 족부 괴사를 이겨내고 있다.

"발 옆에 물집이 하나 생기더라고요. 그 물집을 떼고 사우나에서 목욕하고 집에 오니까 다리가 퉁퉁 붓고 온몸에 한기가 들어 달달 떨리고 난리가 났습니다. 대학병원에 가니까 급성 괴사가 왔다는 거예요. 그게 뭐냐고 물으니까 이 발가락을 잘라야 한다는 거예요."

고압산소치료를 시작하기 전 한기덕 씨의 발은 염증과 괴사가

당뇨족부궤양 치료에서 고압산소치료의 효과

족부궤양 강도	족부 절단율		
	2등급	3등급	4등급
고압산소 치료	0%	5%	12%
일반적인 치료	33%	94%	100%

출처 : The Journal of Foot & Ankle Surgery 2008

심해 근막, 근육, 힘줄이 형태를 알아볼 수 있을 정도로 녹아 뼈가 노출되어 있었다. 항생제를 포함한 염증 치료와 함께 고압산소치료를 40회 정도 받고 난 후 궤양이 많이 호전되고 제법 살도 차올랐다.

고압산소치료는 한 번에 1시간 남짓 진행된다. 대기압인 1기압보다 더 높은 압력 속에서 100%의 산소를 호흡하는 것으로, 혈액 속의 혈장 성분에 일상의 상태보다 약 20배가량 많은 산소가 공급된다. 평소 산소 운반에 관여하지 않던 혈액 속 혈장까지 산소 운반에 총동원돼 전신에 산소가 전달된다. 따라서 당뇨병발처럼 말초신경에 합병증이 온 환자들에게 특히 효과적이다.

당뇨병족부궤양에 대한 고압산소치료 효과를 분석한 논문에 따르면 일반 치료를 받은 그룹은 전원이 피부 이식 등의 수술을 받았지만, 고압산소치료를 받은 그룹은 16%만이 그와 같은 수술을 받은 것으로 나타났다. 고압산소치료 그룹이 일반 치료를 받은 그룹보다 족부를 절단하는 비율 역시 현저히 낮다고 보고된 바 있다.

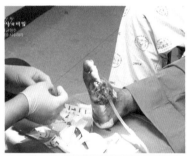
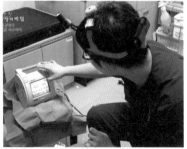

당뇨발 치료에 도움이 되는 음압치료

당뇨병발에는 음압치료 역시 도움이 된다. 음압치료는 음압으로 상처 안에 있는 지저분한 진물 등을 흡수하고 염증을 빼면서 새 살의 형성을 돕는 방법이다. 모든 상처에 적용이 가능한 소독 방법인데, 당뇨병발 환자에게는 지속해서 삼출물 등을 빼줄 수 있는 효과적인 방법이다.

당뇨병발 탓에 휠체어에 의지하던 이들이 고압산소치료를 통해 호전되며 서서히 일상으로 돌아왔다. 김미자(가명) 씨 역시 발가락 괴사와 절단까지 겪었지만 그 후 마음가짐이 달라졌다. 당뇨병은 자신과의 싸움이라고 생각하고 이겨내기 위한 노력을 게을리하지 않는다. 더 이상의 합병증을 막기 위해 일상 속 운동도 시작했다. 앉아있을 때도, TV를 볼 때도 한시도 쉬지 않고 몸을 움직일 방법을 스스로 만들어냈다. 그리고 무엇보다 혈당 관리에 철저히 신경 쓰고 있다.

당뇨병신장병증
_신장이식

15년 넘게 당뇨병을 앓은 윤지원(가명) 씨는 합병증으로 신장에 이어 다리 신경이 손상된 상태다. 3년 전부터 무릎 아래로 감각이 무뎌지면서 다치기도 많이 다쳤다. 열일곱 살에 당뇨병 진단을 받고 시력이 나빠졌고, 신부전 5기로 신장 수치가 정상인보다 아홉 배나 높은 상태다. 재작년부터 투석도 시작했다. 그러다 최근 신장이식을 결정했다. 당뇨병으로 신장이 망가진 환자들이 지속적으로 인슐린 투여와 투석 치료를 했을 때 10년 생존율은 35%가량 되고, 신장이식을 하면 70~80%까지 올라간다. 2배 이상 증가하는 것이다.

수술 당일, 이식받을 형의 신장이 도착하자 재빠르게 동맥을 연결하는 작업이 진행됐다. 신장은 보통 오른쪽 아랫배나 왼쪽 아랫배에 이식한다. 윤지원 씨는 훗날 받을 췌장이식을 생각해 신장을 왼쪽에 이식했다. 수술을 진행한 서울아산병원 일반외과 김영훈 교수는 수술 후 췌장을 이식받기 전까지는 혈당조절에 신경 써야 한다며 이식 이후 혈당조절의 중요성에 대해 강조했다.

형의 신장을 이식받은 지 1년 6개월. 윤지원 씨는 제2의 삶을 얻었다. 이식받은 신장도 당뇨병 관리가 제대로 되지 않으면 다시 나빠진다. 그래서 식단을 통한 혈당 관리가 장기이식 환자에

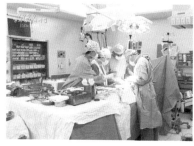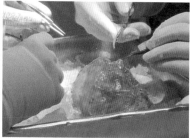

겐 일반 당뇨병 환자보다 더 중요하다. 윤지원 씨는 김치에 물을 섞어서 먹거나 하는 방법으로 최대한 싱겁게 먹으려고 노력하고 있다.

당뇨병을 궁극적으로 고치려면 최종적으로 인슐린을 만드는 췌장을 이식받아야 한다. 췌장이식까지 한다면 당뇨병이 치료되는 것이지만, 신장이식만으로는 당뇨병합병증의 한 부분만 치료한 것이다. 이식받은 신장도 고혈당에 그대로 노출되면 20년 후엔 망가질 가능성이 있다. 그러므로 신장이식을 했다고 혈당조절을 안 해도 되는 것이 아니라, 이식한 신장에도 당뇨병합병증이 생길 수 있기 때문에 혈당조절은 필수다.

신장을 이식받고 정상적인 삶이 가능해지면서 사회인으로 첫발을 내디딘 윤지원 씨. 합병증을 이겨내고 어렵게 얻은 삶이기에 전과는 비교할 수 없을 만큼 혹독하게 혈당 관리 중이다. 처음 병원을 찾았을 때 무려 15%였던 윤지원 씨의 당화혈색소 수치는 현재 8.4%로 측정됐다. 여전히 높긴 해도 과거에 비하면 절반 가까이 줄었다. 젊은 나이에 큰 고비를 넘기고 보니 건강만큼 소중한 게 없다고 말하는 윤지원 씨의 바람은 이제부터라도 당뇨병 관리에 신경 쓰면서 여느 청년들처럼 보통의 삶을 꾸려 가는 것이다.

비만대사수술을 통한 당뇨병 치료, 위우회술

140kg의 몸무게로 고도비만과 당뇨병 진단을 받은 김소연(가명) 씨는 당뇨병합병증의 위험성이 상당히 크다는 판단으로 위우회술을 받기로 했다. 위우회술은 위에서 소장으로 우회로를 만드는 방법으로, 비만을 해결하는 것은 물론 인슐린 기능을 개선시켜 당뇨병 치료에도 효과가 있다.

음식물이 상부 위장관을 거치지 않고 바로 하부 소장으로 내려가면 여기에서 인크레틴이라는 새로운 호르몬이 분비가 돼 인슐린의 기능을 돕는다. 또한 상부 위장관으로 음식물이 지나가지 않으면 인슐린을 분비하는 기관인 췌장이 쉬게 되고, 다시 인슐린을 분비할 수 있는 기능이 좋아진다.

당뇨병 치료의
새로운 희망

췌도이식 연구

돼지 췌도를 이식받은 후 인슐린 분비가 원활해지면서 생기가 넘치는 원숭이들이 있다. 서울대학교 의과대학 박성회 교수팀은 돼지의 췌도를 이식받은 당뇨병 원숭이들의 혈당이 1년간 성공적으로 유지됐음을 세상에 알렸다. 부작용 없이 1년간 건강하게 혈당을 유지한 것은 세계에서 처음 있는 일이었다. 거부 반응을 막는 면역 억제제로 정상 생활이 어려운 경우가 많기 때문이다.

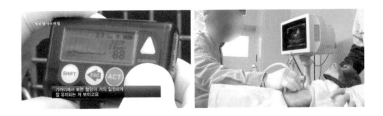

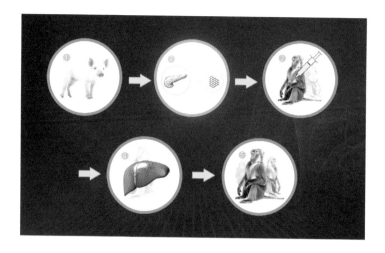

　하루 두 번, 원숭이들의 혈당을 재는 시간. 췌도를 이식하기 전에 200mg/dL 이상이었던 혈당은 평균 80~90mg/dL로 잘 유지되고 있다.

　췌도 이식은 어떻게 이루어지는 걸까? 먼저 무균 돼지의 췌장에서 인슐린을 분비하는 췌도를 분리한다. 원숭이에게 연구진이 개발한 면역 억제제를 투여한 후, 돼지의 췌도를 원숭이의 간 문맥에 주사하면 췌도는 간 혈관에 자리를 잡고 인슐린을 분비한다. 현재는 돼지뿐 아니라 원숭이 간의 췌도 이식도 성공을 거뒀다. 연구팀은 빠른 시일 내에 사람을 대상으로 한 임상시험에 성공하는 것을 목표로 하고 있다.

줄기세포 연구

줄기세포를 이용한 연구도 진행 중이다. 사람의 눈 밑 지방에서 분리한 줄기세포를 인슐린을 분비하는 세포로 만들어 혈당조절이 가능한지 보는 연구다. 인슐린을 분비하지 못하는 당뇨병 쥐의 근육과 꼬리 정맥, 간정맥에 세포를 주입해 혈당조절이 되는지 살펴보았다. 강남세브란스병원 내분비내과 안철우 교수는 "사람의 눈밑 지방세포에서 인슐린을 분비하는 세포로 분화해서 분화된 내용을 현미경으로 보면 성체 줄기세포가 인슐린을 분비하는 줄기세포로 바뀌는 과정을 확인할 수 있습니다."라며 줄기세포를 이용한 연구에 관해 설명했다. 결과는 어떻게 나타났을까? 사람의 정맥이라 볼 수 있는 쥐의 꼬리 정맥에 세포를 주입한 경우가 가장 효과가 컸다. 연구팀은 이를 바탕으로 당뇨병 환자의 임상시험도 계획하고 있다.

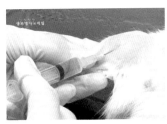 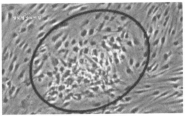

성체 줄기세포가 인슐린을 분비하는 줄기세포로 바뀌는 과정

당뇨병 치료가 힘들고 어려워도, 이식이라는 마지막 희망이 남아있다면 투병도 열심히 할 수 있고 삶의 질이 달라질 수 있다고 말하는 박성회 교수 연구팀. 줄기세포는 실제적으로 면역에 대한 공격을 받지 않고 계속 인슐린을 분비할 수 있기 때문에 당뇨병 치료에 굉장히 중요한 열쇠가 될 수 있다고 생각하는 안철우 교수 연구팀. 아직 임상적으로 적용할 수 있는 단계는 아니지만, 지속적 연구를 통해 한걸음씩 나아가고 있다.

약식동원(藥食同源), 의식동원(醫食同源)이라는 말이 있다. 약과 의료는 음식과 같은 뿌리를 갖고 있다는 말이다. 특히 당뇨병은 그 어떤 질환보다 식단 관리가 중요하다. 혈당을 가장 빠르게 조절할 수 있는 방법이 바로 음식 조절이기 때문이다. 이미 당뇨병 약을 복용하는 경우라도 식사 조절만 잘하면 약을 줄이거나 끊을 수도 있다.

PART 3

당뇨병을
이긴 사람들의
식사법

혈당을 낮추는 비밀은
식탁에 있다

당뇨병은 그 어떤 질환보다 식단 관리가 중요하다. 혈당을 가장 빠르게 조절할 수 있는 방법이 바로 음식 조절이기 때문이다. 이미 당뇨병 약을 복용하는 경우라도 식사 조절만 잘하면 약을 줄이거나 끊을 수도 있다. 때문에 식사 조절은 당뇨병 치료에서 가장 중요한 요소다. 어떤 음식을, 얼마나, 어떻게 먹어야 당뇨병으로부터 안전할 수 있을까.

평소 술과 고기를 즐겨 먹던 김창규(가명) 씨. 당뇨병 진단을 받고 식단을 바꾸는 데는 아내의 노력이 컸다.

"처음에 혈당 관리가 안 돼서 '도대체 뭘 드시는데 이렇게 혈당이 안 떨어지느냐'고 의사 선생님에게 제가 많이 혼났어요."

가려야 하는 음식이 유독 많은 당뇨병 환자의 식단은 김창규

씨에게 그저 지킬 수 없는
약속이었다. 그래서 김창
규 씨의 아내는 골고루 먹
되, 음식의 양을 조절하는
쪽을 선택했다.

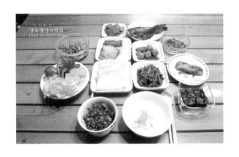

"'먹지 마라'에서 '그러면 이거는 요만큼만 먹으면 되겠다'로 바
뀌었죠."

삼시 세끼 마무리는 아내가 손수 만든 저가당 요구르트다. 과
일은 이때만 조금씩 섭취한다. 바나나를 하루에 한 개 섭취한다
면 한 번에 모두 먹는 것이 아니라 반씩 나눠 먹는다. 이전에 섭
취하던 양에 비해 식사량도,
간식도 반 이상 줄었다. 하지
만 못 먹는 음식은 없다.

간혹 당뇨병 환자들이 '먹
는 것을 제한하지 않는 대신
운동을 더 열심히 하겠다'라
고 말하기도 한다. 그러나 식
습관을 고치지 않고 운동만
해선 절대 혈당을 떨어뜨릴
수 없다. 약한 당뇨병은 괜찮
을지 모르지만, 심한 당뇨병

Doctor Says

아무리 좋은 식품도 많이 먹으면 독이 된다

❝특정 식품이 아무리 좋다고 해도 한 가
지만 많이 먹어서는 절대 안 된다. '대
마씨가 좋다' 하면 대마씨를 많이 먹
는 환자들이 있다. 하지만 대마씨도 혈
당을 올린다. 또 '두유가 좋다' 하면 두
유를 하루에 다섯 잔씩 먹고 혈당이
700mg/dL가 돼서 오는 환자들도 있
다. 두유에도 단맛을 내기 위해 당을 섞
기 때문에 특정 식품이 좋다고 많이 먹
는 건 상당히 주의해야 한다.

_김민선 교수(서울아산병원 내분비내과)

에선 식사 조절이 운동보다 우선이다.

단순당과
복합당

———

설탕, 초콜릿, 사탕, 밥, 옥수수, 감자. 이 음식들의 공통점은 모두
단맛이 난다는 것이다. 하지만 설탕·초콜릿·사탕과 밥·옥수수·감
자의 단맛은 전혀 다르다. 음식에서 단맛을 내는 것은 당 성분, 즉
탄수화물이다.

　탄수화물은 구조에 따라 단순하기도, 복잡하기도 하다. 하나의
분자로 이루어진 것을 '단당류'라고 하는데 포도당과 과당, 갈락
토스가 이에 속한다. 이 중 두 개가 결합하면 '이당류', 세 개 이상
결합하면 복합당이 된다. 단당류가 3개에서 10개까지 연결된 것
은 '올리고당', 10개 이상을 가지고 있으면 '다당류'라고 하는데,

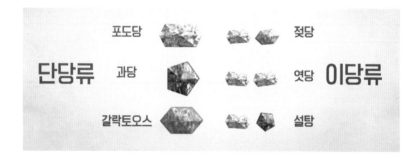

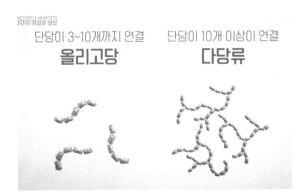

단당이 3~10개까지 연결 단당이 10개 이상이 연결
올리고당 다당류

대표적으로 전분이 있다.

설탕이나 초콜릿처럼 입에 넣자마자 단맛이 나는 것이 바로 단순당이다. 단순당은 소화 흡수 시간이 짧아 혈당을 급격히 올리며 복합당보다 일찍 배고픔을 느끼게 한다. 반면 통곡물, 채소 같이 식이섬유가 풍부한 복합당은 소화 흡수 시간이 길어 혈당을 천천히 올린다. 그런데 문제는 복합당 또한 정제와 조리 과정을 거쳐 변하면 우리 몸에서 단순당처럼 작용한다는 것이다. 빵, 떡, 라면, 떡볶이, 과자 같은 음식이 여기에 속한다. 이것을 정제된 복

단순당	복합당	정제된 복합당
혈당을 빠르게 올린다	혈당을 천천히 올린다	혈당을 빠르게 올린다
사탕, 초콜릿, 탄산음료, 주스, 물엿, 토마토케첩, 고추장 등	쌀, 보리, 감자, 고구마 등	국수, 라면, 떡, 빵, 과자, 떡볶이 등

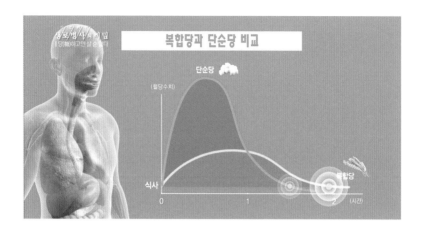

합당이라고 한다.

같은 양의 탄수화물이라도 우리 몸이 다르게 반응하는 이유는 무엇일까. 바로 결합 구조 때문이다. 전분과 식이섬유는 모두 복합당이고 수백 개의 단당류로 연결돼 있는 것은 동일하다. 전분은 단당류 분자들이 알파 결합에 의해 연결돼 있는데, 대부분 소화 효소에 의해 쉽게 쪼개진다. 반면 식이섬유의 베타 결합은 소화 효소로 분해되지 않고 전분이 쪼개지는 것을 막는 물질을 만들어 소화를 늦춘다. 그래서 과자나 빵 같은 전분이 많은 음식은 소화가 쉽고 혈액에 많은 포도당을 방출하는데, 이는 탄산음료를 마셨을 때 일어나는 증상과 똑같다.

사실 정제된 복합당이 무조건 나쁜 것만은 아니다. 저혈당 상태를 빠르게 회복시키는 긍정적 역할도 있다. 하지만 과도하게 섭취했을 때는 문제가 된다. 완전히 끊을 필요는 없지만 몸에 이상 신호가 찾아왔다면 지금부터 정제된 복합당을 조금씩 줄여나가고, 거친 복합당 섭취를 늘려보자.

혈당지수
(GI)

어떤 음식을 먹었을 때 혈당을 올리는 시간에 따라 음식마다 지수를 매기는데, 이를 '혈당지수'라고 한다. 혈당지수란 다시 말해 포도당이 소화된 후 혈류로 방출되는 속도를 말한다. 통곡물 등의 복합당은 포도당의 방출을 늦추고 인슐린 반응을 늦춰 혈당지수가 낮고, 설탕·탄산음료 등의 단순당과 빵·라면·떡볶이 같은 정제된 복합당은 혈당지수가 높다.

우리가 음식을 먹으면 소화된 포도당은 혈류로 이동한다. 우리 몸의 혈당 관리 책임자는 췌장에서 만들어지는 인슐린. 혈당이 증가하면 인슐린이 혈액 속으로 분비돼 세포들이 포도당을 받아들인다. 혈액 내 당류를 감소시키기 위해 세포들은 인슐린에 민감하게 반응하는데, 세포들이 인슐린에 잘 반응하지 않는 저항성이 생기면 혈딩이 떨어지지 않는다. 그 결과 췌장에서는 인슐린을 내보내지만, 세포가 반응하지 않아 혈당이 줄어들지 못하고 혈액 내 인슐린은 계속해서 증가하게 된다. 혈당지수가 높은 음식을 과도

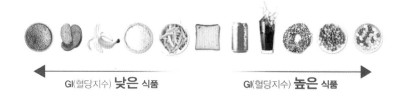

GI(혈당지수) **낮은** 식품   GI(혈당지수) **높은** 식품

복합당의 혈당지수 범위

하게 즐기면 이러한 인슐린저항성이 생기고, 당뇨병, 심혈관질환, 고혈압, 지방간 같은 대사증후군으로 이어지는 것이다.

　같은 재료라도 조리나 가공 방법에 따라서 혈당지수가 달라진다. 과일이나 채소의 경우 그대로 먹는 것보다 주스로 마시면 소화 흡수가 잘 돼서 혈당이 급격하게 오른다. 밀가루로 만든 빵이나 쌀가루를 빻아서 만든 떡이 혈당지수가 더 높은 것도 같은 이유다. 평소 혈당지수가 높은 식품은 자제하고, 혈당지수가 낮은 식품을 즐기는 것이 당뇨병 식생활의 기본이다.

혈당지수가 높은 뜻밖의 음식, 술

곡물을 가공해서 만드는 술은 혈당을 빠르게 올린다. 그중 제일은 바로 막걸리. 막걸리는 쌀로 만드는데, 달콤한 맛을 위해 가공 과정에서 단순당을 첨가하기도 한다. 게다가 액체이기 때문에 더 빠르게 혈당을 올린다.

무엇을
먹어야 하는가

당뇨병에 식사만큼 중요한 건 없다. 무엇을 먹느냐에 따라 혈당
이 요동치고, 2~3개월간 먹은 음식은 당화혈색소에 기록된다. 그
런데도 환자들은 몰라서, 혹은 지키기 어려워서 식단 관리를 소
홀히 한다. 당뇨병 때문에 먹고 싶은 음식을 못 먹는 게 아니라,
나의 건강을 위해 좋은 것을 먹는다고 생각하자. 즐겁게 식사를
하면 운동도 더 잘할 수 있고, 스트레스도 해소돼 치료 경과가 더
좋다.

백미밥보다
현미밥을 먹는다

―――――――――

옛날에는 대부분 방아나 절구를 이용해 곡물을 살살 두드려서 겉껍질을 벗겼다. 그다음 키질을 해서 벗겨낸 껍질과 돌만 골라낸 상태로 곡물을 먹었다. 요즘처럼 기계에 넣어서 원하는 만큼 도정하는 방식과는 많이 달랐다. 그러다 보니 자연에 더 가까운 상태로 곡물을 먹을 수 있었다.

　뜨거운 태양 아래서 무럭무럭 자란 벼는 가을이 되면 수확해서 껍질을 벗기는 도정을 한다. 제일 겉껍질인 왕겨만 벗겨낸 쌀이 바로 현미다. 쌀에 함유된 영양소는 쌀눈에 약 66%, 쌀겨에 약 30%가 포함된다. 쌀눈과 쌀겨를 모두 제거한 백미에는 약 5% 영양분만 남는 셈이다. 개별 영양소의 분석 결과 현미는 백미보다 단백질과 식이섬유가 훨씬 풍부하고 인, 칼륨, 비타민 B1, 니아신 등이 더 많이 함유된 것으로 나타났다.

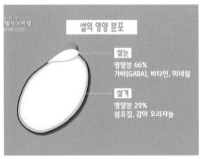
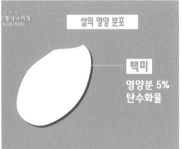

도정을 덜 한 곡물이 당뇨병 환자에게 좋은 이유는 포만감과 혈당조절 때문이다. 현미와 백미에서 각각 전분을 추출해 소화율을 측정하는 실험을 진행했다. 추출된 전분을 효소로 가수분해시키고 생성되는 포도당 함량을 측정해 소화율을 비교했다. 그 결과 식후 4시간 기준으로 백미밥 소화율이 현미밥에 비해 훨씬 높았다. 즉, 현미밥의 포만감이 더 오래 지속되는 것이다. 도정을 덜 한 통곡물은 식이섬유가 많아 수분을 잘 흡수한다. 소화 과정에서 수분을 흡수해 부피가 커지면 역시 공복감을 덜 느끼게 하고, 늘어난 부피 때문에 천천히 이동해 느리게 흡수된다. 급격한 인슐린 분비와 혈당 상승을 막아주는 것이다. 또 다른 실험에 의하면 고지방 식이에 쌀겨 추출물을 함께 섭취시킨 쥐들은 상대적으로 체중 증가율, 중성지방 수치 등이 낮고 지방세포 크기가 훨씬

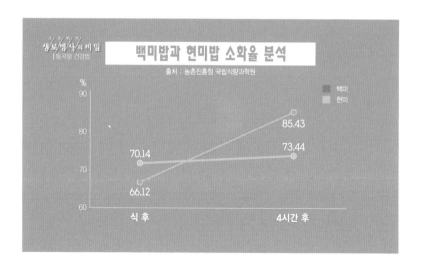

여러가지 통곡물

- **통보리** : 베타글루칸이라는 수용성 섬유질이 많이 포함되어 있다. 수용성 섬유질은 장에서 콜레스테롤 흡수를 도와 고지혈증에 도움이 되고, 그로 인한 심혈관질환도 예방할 수 있다.
- **통호밀** : 최근 주목받고 있는 통호밀은 100g당 식이섬유가 12g 이상으로 식이섬유 비율이 매우 높다. 또한 통호밀에는 단백질이 15% 정도 포함되어 있는데, 이는 현미보다 2배 이상 많은 양이다. 이밖에도 칼륨, 미네랄, 아연 같은 다양한 성분이 포함되어 있다.
- **통메밀** : 통메밀의 루틴 성분은 활성산소를 제거해 혈관을 건강하게 만들며 혈압을 낮추는데 도움을 준다. 최근 연구 결과에 의하면 메밀 추출물이 인슐린저항성을 완화하는 것으로 나타났다.

작은 것으로 확인돼 비만 억제 효과가 있는 것으로 나타났다.

실제 당뇨병 환자의 식단을 현미로 바꿨을 때 얼마만큼의 효과가 있는지 알아보기 위해 당뇨병 환자에게 약 3개월 동안 하루 세끼 병원에서 제공하는 도시락을 먹게 하고 변화를 지켜봤다. 실험 참가자들이 먹은 도시락은 밥, 국, 김치, 장 이외에 세 가지 반찬으로 구성된 한국인의 3첩 반상이 기본이 됐다. 현미와 잡곡으로 밥을 짓고, 매끼 두 가지 이상의 나물 반찬을 제공하며 모든 양념은 발효 식품을 활용했다. 반면 대조군은 일반적인 당뇨병 조절 식단을 섭취했다. 두 식단의 차이는 실험식이 100% 통곡물로 밥을 지었다는 것과 나물 반찬 수가 많다는 것이다.

실험 3개월 후, 두 그룹에서 유의미한 차이가 나타났다. 실험

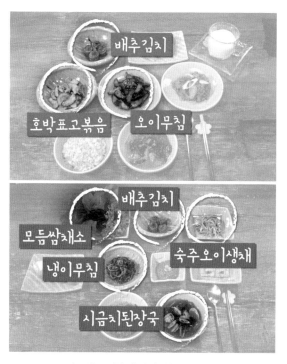

당뇨병 조절식단(위)과 실험식단(아래)

식단을 섭취한 그룹은 당화혈색소가 6.8%에서 6.1%로 감소해 정상 범위에 들어갔고, 혈청 GGT 또한 10 가까이 크게 감소한데 반해 대조군의 수치는 증가했다.

GGT란 간세포 내 쓸개관에 위치하는 효소로, 우리 몸에서 해독 작용을 한다. 외부에서 들어오는 유해 물질과 결합해 물에 잘 녹게 만들어 몸 밖으로 빠져나가게 하는 역할이다. GGT가 높아지면 간이 제 기능을 하지 못하고 혈당이 상승하게 된다. 전북대병원 기능성식품임상시험지원센터 채수완 교수는 실험군의

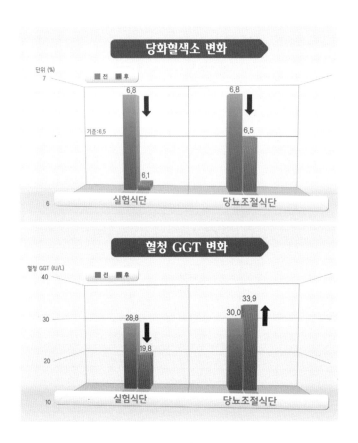

GGT 감소의 원인을 통곡물과 나물 반찬에서 찾았다.

"요즘은 과거에 비해 식이섬유 섭취량이 절반 이하로 줄었습니다. 이번 실험 식단은 식이섬유가 2배가량 높습니다. 식이섬유가 장 운동을 증가시키고 간에서 나오는 담즙을 밖으로 배출하는 등의 요인이 복합적으로 작용한 것 같습니다."

백미와 현미의 혈당지수 역시 혈당에 영향을 미쳤다. 백미의 혈당지수는 88GI로 고당지수에 해당하는 반면 실험 식단에서 사

백미와 잡곡 당지수 비교 [100g당]

○ 저당지수 55GI 이하　○ 중당지수 56~69GI　● 고당지수 70GI 이상

백미 88GI

현미 60GI

흑미 55GI

보리 48GI

서리태 44GI

흑태 43GI

용한 보리, 서리태 등은 모두 저당지수에 속한다.

통곡물이 건강에 좋다는 사실은 알고 있지만, 껄끄러운 식감 때문에 여전히 흰쌀밥과 흰밀가루 음식을 찾는 사람들이 많다. 혈당 관리 이상으로 건강에 도움을 주는 통곡물. 낯설고 어색하지만 매일 먹는 밥부터 차근차근 바꿔보자.

당뇨병신장병증이 있다면 흰쌀밥을

당뇨병합병증으로 신장이 좋지 않다면 잡곡밥은 신장에 무리를 줄 수 있으므로 백미밥을 먹는 것이 더 좋다.

과일은
껍질째 먹는다

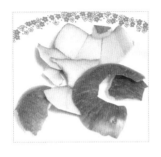

과일을 껍질째 섭취하면 건강에 더욱 좋다는, 이른바 '전체식'을 실천하는 사람들이 늘고 있다. 생활습관병에 어느 정도 효과를 봤다는 이야기도 나온다. 과일을 껍질째 먹는 것은 과연 당뇨병과 얼마나 관련이 있을까?

지원자 4명과 함께 한 달 동안 사과를 먹고 건강 변화를 살펴보기로 했다. 먼저 현재 건강 상태를 확인하기 위해 정밀 혈액 검사를 실시했다. 면담 조사를 통한 병력과 식이 습관 분석 그리고 기본 계측 검사를 실시했다. 참가자들은 모두 혈당, 혈압, 콜레스테롤 수치가 높아 당뇨병 혹은 당뇨병 위험군에 속했다. 두 명씩 두 팀으로 나눠 한 팀은 4주 동안 사과 껍질을, 다른 팀은 과육만 먹도록 했다. 그 외 나머지는 평소와 똑같이 생활하도록 했다.

한 달 후, 다시 정밀 혈액 검사와 식단 분석 그리고 기본 계측 검사를 실시했다. 그 결과 장기간 혈당 변화를 알 수 있는 당화혈색소는 껍질 팀과 과육 팀 모두 약간씩 감소했다. 특히 껍질 팀 참가자는 큰 폭으로 감소했다. 혈당검사의 경우, 과육 팀은 큰 변화가 없거나 수치가 줄었고, 껍질 팀은 고르게 수치가 감소해 전반적으로 껍질 팀의 결과가 좋았다. 실험을 진행한 아주대병원 가정의학과 김범택 교수는 그 원인으로 사과 껍질의 플라보노이드를 꼽았다. 과육이나 씨보다 껍질에 3배 이상 많이 함유된 플라보노이드는 우리 몸에서 항산화제로 작용해 만성질환을 예방한다.

당뇨병은 췌장의 베타세포에 문제가 생겨 인슐린 분비가 적어지고, 인슐린이 인슐린수용체와 결합해도 혈당 강하 작용이 일어나지는 않는 '인슐린저항성'이 생겨서 혈당이 높아지는 것이다. 그런데 사과 껍질의 플라보노이드는 췌장의 베타세포를 보호하는 작용을 해 인슐린 분비가 정상화되고, 결과적으로 혈액 속 포도당이 근육 안으로 원활하게 들어가 혈당을 낮춰준다.

이런 유익한 효과가 사과 껍질에만 국한되는 것은 아니다. 최효성(가명) 씨가 수박 껍질을 먹어야겠다고 결심한 이유는 당뇨병 때문이다. 10여 년 전, 대형마트를 운영한 최효성 씨는 바쁘다는 이유로 굶고 폭식하기를 반복했다. 당 수치가 220~230mg/dL까지 갔고 결국 고혈압과 당뇨병이 찾아왔다. 하지만 수박 껍질을 먹고 난 후에는 식후 2시간 혈당 수치가 정상 범위를 넘나들 정도로 완화됐다.

수박 껍질에는 단백질, 식이섬유, 칼륨이 많이 함유되어 있다. 전문가들은 이 중 식이섬유에 주목한다. 고지방 고열량 음식을 섭취하면 소화 흡수를 돕는 담즙산 분비가 증가한다. 이 담즙산

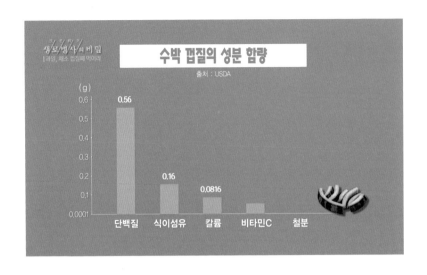

수박 껍질의 성분 함량

출처 : USDA

(g)

단백질	식이섬유	칼륨	비타민C	철분
0.56	0.16	0.0816		

은 대장 내 세균들이 분해하는데, 이 과정에서 독성물질이 생성된다. 그런데 수박 껍질을 먹으면 풍부한 식이섬유가 대장 속 담즙산을 흡착해서 체외로 배출하고, 인체는 다시 담즙산을 만들기 위해 원료인 체내 콜레스테롤을 소비하게 된다. 이 과정에서 혈중 콜레스테롤 양이 줄어든다. 또 시트룰린 성분이 단백질 생성에 도움을 줘 근육을 보존해주고 지방 대사를 통해 콜레스테롤 감소를 돕는다.

사과나 수박 외에도 과일은 되도록 껍질째 먹는 것이 건강에 좋다. 참외 껍질에는 쿠쿠르비타신이 많아서 간을 해독하는 데 효과적이고, 배 껍질에는 항산화물질인 폴리페놀이 많다. 또, 포도 껍질에는 항암과 항염증 효과가 있는 레스베라트롤이 많은 것으로 밝혀졌다. 하지만 아무리 과일 껍질에 좋은 성분이 많다고 해도, 적당량을 섭취하는 것이 우선이다. 과일이 고혈당의 가장 흔한 원인이 된다는 것을 명심하고 적절한 양의 과일을 껍질과 함께 섭취하도록 한다.

껍질을 먹으면 안 되는 것

감 껍질에 있는 탄닌 성분은 먹으면 더부룩하고 철분의 흡수를 방해하는 문제가 있어서 깎아 먹는 것이 좋다. 감자 껍질은 알킬로이드라고 하는 독성물질이 있어서 익혀 먹지 않으면 설사나 구토를 유발할 수 있고, 은행 껍질도 주의해야 한다.

껍질까지 다 먹는
건강 조리법

만능 채수

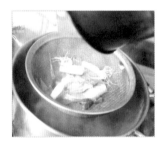

양파 껍질과 뿌리, 파 뿌리, 채소 꼭지, 건다시마, 건 버섯 등을 넣고 우린 다음 체에 거른다. 깊은 맛이 있어서 수프나 된장찌개 등 국물을 만들 때 이용하면 풍미가 좋다.

채소 수프

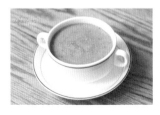

채수를 이용한 채소 수프. 집에 있는 채소를 껍질과 뿌리째 먹기 좋은 크기로 썬 후 압력솥에 채수와 함께 넣고 20분가량 찐다. 매운맛

을 빼기 위해 양파는 따로 볶는다. 찐 채소에 볶은 양파를 넣고 갈아준 다음 다시 끓인다.

현미 샐러드

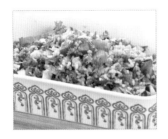

냄비에 물을 넉넉하게 붓고 현미를 삶는다. 오이는 가시 부분만 다듬고 먹기 좋은 크기로 썬다. 방울토마토나 치커리 같은 채소도 적당한 크기로 썬다. 통조림 옥수수는 물기를 뺀다. 삶은 현미는 체에 밭쳐 물기를 뺀다. 손질해 놓은 채소와 현미를 섞은 후 간장, 올리브유, 소금, 후추를 이용한 드레싱을 만들어 붓는다.

수박 껍질 피클

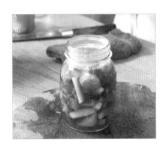

수박 껍질과 오이를 먹기 좋은 크기로 썰어 유리병에 담는다. 냄비에 물, 통후추, 현미식초, 월계수잎 등을 넣고 끓인 후 유리병에 붓고 식힌 다음 냉장 보관한다.

설탕의 유혹에서
벗어나라

진화생물학자들에 의하면 현대인들은 구석기 시대에 완성된 유전자로 살고 있다고 한다. 수렵 채취 생활을 하던 때는 당이 흔하지 않았기 때문에 기회가 생기면 가급적 많이 섭취해야 했다. 이때 만들어진 유전자를 물려받은 현대인들이 단맛에 끌리는 건 어쩌면 당연한 결과다. 실제로 단맛은 뇌의 중추신경을 자극해 도파민 분비를 유도, 중독을 일으키기도 한다. 먹으면 먹을수록 더 탐닉하게 되는 단맛, 과도한 설탕 섭취는 당뇨병과 그로 인한 합병증을 유발한다.

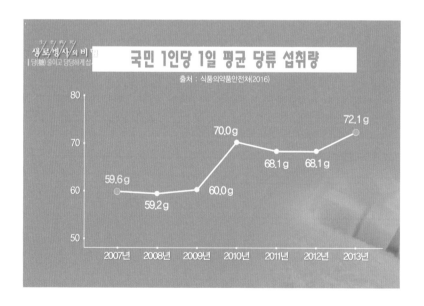

국민 1인당 1일 평균 당류 섭취량
출처 : 식품의약품안전처(2016)

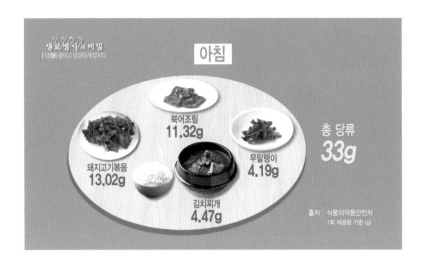

생로병사의 비밀
| 당(糖) 줄이고 당당하게 삽시다

아침

북어조림
11.32g

돼지고기볶음
13.02g

무말랭이
4.19g

김치찌개
4.47g

총 당류
33g

출처 : 식품의약품안전처
1회 제공량 기준 (g)

　　1980년대부터 설탕 공급량이 증가하면서 국민 1인당 1일 평
균 당류 섭취량 역시 꾸준히 늘고 있다. 식품의약품안전처가 전
국의 대중음식점에서 판매하는 메뉴의 당류 함량을 분석한 결과,
한 끼 식사에 30g이 넘는 당류를 섭취할 정도로 우리가 즐겨 먹
는 음식 속에는 제법 많은 당류가 포함돼 있었다. 탄산음료의 단
맛과 비슷할 정도로 달아진 밥상 위의 우리 음식들. 당류 섭취량
이 꾸준히 늘고 있는 주된 이유는 음료나 과자 같은 가공식품을
통해 단맛에 길들었기 때문이다. 명지대학교 식품영양학과 박혜
련 교수는 "일반적으로 가정식보다 더 달고 짜게 요리해야 맛있
다고 평가되는 외식의 특성 탓에 단맛에 대한 기호도가 변하고
있다."라며 외식이나 배달 음식이 늘어난 것도 설탕 섭취량 증가
이유 중 하나라고 말한다.

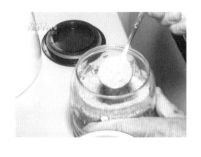

어업 활동을 하는 최현식(가명) 씨. 그물을 걷으러 가는 사이 집에서 가지고 온 설탕물부터 마신다. 최근 그에게는 큰 걱정이 생겼다. 30년 넘게 작업해 온 호수에서 어업 활동이 전면 중단될 예정인 것. 어촌계장인 최현식 씨는 무거운 책임감으로 스트레스를 받을 때마다 초콜릿을 찾는다.

스트레스 자극이 생기면 우리 몸은 코르티솔이라는 호르몬을 만들어낸다. 코르티솔은 외부의 위협에 맞서 최대의 에너지를 만들어 내도록 하는데, 이것이 혀의 수용체를 자극해 단맛을 찾게 된다.

최현식 씨의 아침은 설탕을 넣은 두유와 단팥빵. 밥을 먹고 난 후엔 후식으로 믹스커피를 빼놓지 않는다. 믹스커피 안에는 설탕이 약 6g 들어있지만, 최현식 씨는 여기에 설탕 세 숟가락을 더 넣는다. 이렇게 설탕을 추가한 믹스커피를 하루 세 잔 정도 마신다.

과연 최현식 씨는 당을 얼마나 섭취하고 있는 것일까. 믹스커피 하나에 설탕 두 숟가락, 물 500mL에 설탕 다섯 숟가락. 하루에 섭취하는 당분의 양을 각설탕으로 환산해보니 109개에 달한다. 세계보건기구의 하루 권장 당 섭취량은 성인 남성 기준 50g이다. 그런데 최현식 씨는 327g을 섭취하고 있다. 권장량보다 거의 7배 많은 양이다. 마트에서 일반 가정용으로 판매하는 350g짜리 설탕 한 봉 가까이를 매일 먹고 있던 셈이다. 혈액 검사와 체질량 검사를 한 결과 건강에 적신호가 켜졌다. 공복 혈당과 당화혈색소가 기준치를 넘었고, 동맥경화를 유발

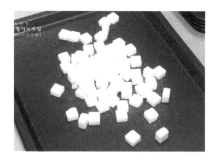

최현식(가명) 씨의 하루 설탕 섭취량

하는 나쁜 콜레스테롤 수치도 높다. 더 큰 문제는 식후혈당. 무려 422mg/dL로 측정됐다. 얼마 전에는 500mg/dL까지 나온 적도 있다고 했다. 500mg/dL은 의식을 잃고 응급실에 실려 갈 수 있는 위험한 수치다. 최현식 씨는 갈증이 날 때마다 물을 마시고, 한 달간 사탕과 과자를 끊는 생활 수칙을 지키기로 했다.

　강원도에 사는 58세의 이영철(가명) 씨는 퇴직 후 숲 해설사를 하며 제2의 인생을 살고 있다. 그런데 예전에 없던 버릇이 생겼다. 입이 마를 때마다 사탕과 초콜릿을 먹는 것. 사실 이영철 씨는 단 음식을 피해야 하는 당뇨병 환자다. 5년 전부터 당뇨병 약을 복용하고 있지만, 퇴직 후 집에 있는 시간이 늘어나면서 군것질은 점점 늘어 갔다. 이영철 씨 역시 혈액과 체질량 검사를 진행하자 좋지 않은 수치가 나왔다. 당뇨병 약을 복용하고 있음에도 전혀 소용이 없었다.

　하루에 300g이 넘는 설탕을 섭취했던 최현식 씨가 당 줄이기를 시작한 지 일주일째. 운동하다 말고 주방을 기웃거린다. 잘 참

다가도 기운이 떨어지면 불쑥 초콜릿이 당긴다는 최현식 씨.

"담배, 술 끊을 때보다 더 힘들었어요. 당 줄이고 초반에 어지럽기도 하고 맥이 풀리더라고요. 힘도 없고."

단 음식이 생각날 때마다 배처럼 달고 시원한 생 야콘을 먹는다. 식단에도 큰 변화가 찾아왔다. 과일, 야콘 등 자연식품으로 단맛을 대체하고 단팥빵 대신 잡곡밥과 된장찌개로 차린 식사를 한다. 설탕이 들어간 조림 반찬만 먹던 과거와는 사뭇 달라진 모습이다. 그런데 식단을 바꾼 후 새로운 증상이 생겼다. 소화 불량을 호소하며 부쩍 소화제를 자주 찾는다. 이영식 씨는 당을 줄여서 소화가 안 되는 것이라고 믿고 있다. 이러한 증상은 왜 나타나는 것일까?

채소나 단백질 식품은 위에 조금 더 오래 머무른다. 탁구공 크기 정도의 단백질이 몸에 들어오면, 위에서 소화 흡수되는데 약 4~5시간이 걸린다. 반면 설탕을 비롯한 당류의 소화 흡수 시간

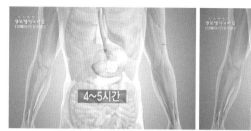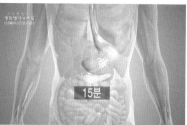

단백질(왼쪽)과 설탕(오른쪽)의 소화 흡수 시간 차이

은 15분 내외. 당류 섭취가 잦았던 이영식 씨는 포만감이 유지되는 것을 더부룩한 소화 불량으로 느낀 것이다.

당 줄이기 프로젝트 한 달 후, 최현식 씨는 혈당과 나쁜 콜레스테롤 수치가 모두 크게 줄었다. 약을 따로 쓰지 않고 당화혈색소가 줄어든 건 의미 있는 변화다. 단 음식을 줄이는 식생활 개선만으로도 당뇨병 약제 한 알 이상의 효과를 낸 셈이다.

당뇨병으로 인한 입 마름 증상을 사탕과 초콜릿으로 해결했던 이영철 씨도 한 달 동안의 당 줄이기 프로젝트를 끝내고 병원을 찾았다. 한 달간 사탕과 초콜릿 대신 1.8L 물을 차에 싣고 다니면서 꾸준히 마셨다.

1차 검사에서 높은 혈당과 간 수치로 당뇨병합병증이 우려됐지만 한 달 사이에 혈당은 물론 간 수치와 중성지방이 크게 줄었다.

당 섭취를 줄이면 혈당은 물론 숙면과 피부 개선, 심장질환 감소 등 우리 몸 여러 곳에 긍정적 변화가 찾아온다. 달콤함이 주는 즐거움 때문에 나도 모르게 먹게 되는 설탕과 단 음식. 당장 눈앞에 있는 군것질거리부터 치워보자. 입이 즐거우면 몸은 괴롭다.

설탕 대신 올리고당

혈당을 빠르게 올리는 설탕과 달리, 올리고당은 단당류가 3~10개 정도 결합돼 있는 형태로 소장에서 소화되지 않아 혈당을 쉽게 올리지 않는다. 되도록 설탕보다는 올리고당을 사용하는 것이 좋다.

무심코 먹는 의외의 설탕 덩어리

매실청

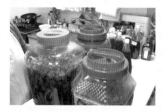

레몬과 설탕을 1:1 비율로 섞어서 병에 담는 장지은(가명) 씨. 오미자, 매실도 같은 방법으로 만들어 놓았다. 이렇게 만든 발효액은 각종 양념을 만들 때는 물론 고기나 생선 요리에도 빼놓지 않는다. 설탕보다는 건강에 좋을 것이라는 믿음 때문에 거의 모든 요리에 설탕 대신 매실청을 사용하고 있다.

"설탕은 100% 그냥 설탕인데, 매실청에는 매실과 설탕을 반반, 일대일로 담았잖아요. 또 매실의 좋은 성분이 섞여서 설탕보다 낫지 않을까 싶어요."

과연 매실청은 설탕보다 좋을까? 설탕이 소량 있을 때는 미생물이 자라나는데 영양성분이 될 수 있다. 하지만 문제는 설탕의 양. 매실과 설탕을 1:1로 담그는 방식은 당 함량이 너무 높아 되려 있던 미생물까지 죽게 만든다. 50%는커녕 10%만 돼도 미생물이 자라기 힘들기 때문이다. 건강한 매실청을 먹기 위해서는 설탕의 농도를 대폭 줄여, 10% 이내로 담가야 한다.

건강음료

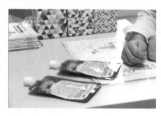

김소영(가명) 씨는 딸의 건강을 위해 단 군것질을 줄이고 홍삼 음료를 먹이고 있다. 홍삼은 쓴맛이 강하지만 어린이용 음료는 달콤해서 7살 아이도 잘 먹는다. 단맛이 나긴 하지만 건강 음료이기 때문에 당 함유량에 대해서는 크게 신경을 쓰지 않았다.

그러나 한국소비자원에서 어린이 홍삼 음료 속에 들어있는 당 함유량을 분석한 결과, 7개가 넘는 제품에서 100mL당 10g 이상의 당류가 들어있었다. 콜라보다 더 많은 당류가 들어 있는 것이다. 세계보건기구 기준 3~11세 이하 어린이의 적정 당 섭취량은 30g이다. 그러나 어린이들의 당류 섭취는 이미 기준치를 초과했다. 당류 섭취를 줄이기 위한 적극적인 노력이 필요하다.

세계는 지금
설탕과의 전쟁 중

비만은 당뇨병 등 각종 성인병의 원인이 되고 암 발병률을 높이기 때문에 반드시 치료해야 하는 질병으로 분류되어 있다. 전 세계 인구의 40%가 비만을 앓고 있을 정도로 비만 치료는 모든 국가의 깊은 고민이다. 세계보건기구는 비만과 당뇨병을 일으키는 주범인 설탕을 몰아내기 위해 설탕이 들어간 음료에 세금을 부과하라고 권고했다. 세계는 지금, 당류 섭취를 줄이기 위한 설탕과의 전

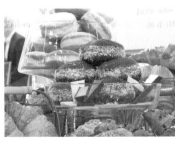 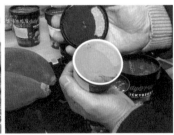

쟁 중이다.

프랑스 파리에서 열린 국제식품박람회. 세계 최대 규모의 식품 박람회로 104개국의 업체들이 7000여 개의 가공식품을 선보였 다. 업체들은 설탕 대신 딸기나 블루베리, 라즈베리 같은 천연 과 일로 단맛을 내기 위해 노력 중이다. 그중 초콜릿, 아이스크림 등 디저트류 업체의 경쟁이 가장 치열하다. 설탕을 줄이려는 전 세계 의 움직임에, 그동안 설탕을 제일 많이 써왔던 식품 업계가 앞장선 것이다.

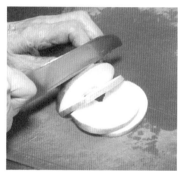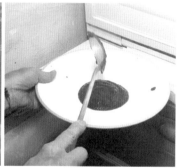

국내에서도 설탕을 쓰지 않고 음식을 조리하는 식당이 늘고 있 다. 서울의 한 채식 식당에서는 설탕 대신 사과를 이용해 단맛을 낸다. 시판 고추장엔 설탕이 많이 들어 있기 때문에 고추장도 직접 만든다. 사과는 각종 밑반찬에도 이용된다. 이때 사과에 함유된 식 이섬유를 섭취할 수 있도록, 가급적 갈지 않고 껍질째 썰어서 넣는 다. 손님들의 반응도 좋은 편이다. 설탕보다 자연스러운 단맛이 느 껴져 거부감이 없다고 말한다.

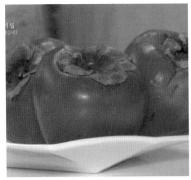
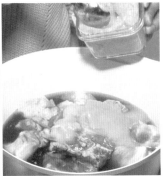

　　두 아이의 엄마 최미연(가명) 씨가 양념 갈비를 만들고 있다. 주재료는 일반 양념 갈비와 비슷하다. 다른 점은 바로 설탕 대신 양파와 홍시로 단맛을 낸다는 것. 양파는 잘게 썰어서 갈색이 될 때까지 볶는다. 양파에 열을 가하면 매운맛을 내는 성분은 사라지고, 설탕의 50배에 달하는 단맛을 낸다. 단맛이 골고루 배도록 볶은 양파는 곱게 갈아준다. 잘 익은 홍시도 갈아서 사용하면 설탕 대신 단맛을 내기 좋다. 준비한 간장 양념에 고기와 함께 볶은 양파, 홍시를 넉넉히 넣고 푹 끓인다.

　　자연의 재료를 이용해 단맛을 낸 양념 갈비. 설탕을 넣지 않아 보통 양념 갈비보다 강한 단맛은 덜하지만, 엄마의 요리에 익숙한 6살 딸은 맛있게 잘 먹는다.

　　"설탕 넣는 것보다 홍시나 단호박을 갈아서 넣어주면 충분히 단맛이 배어들어요. 꼭 과일이 아니어도 채소에서도 단맛이 잘 우러납니다."

　　최미연 씨는 딸의 당 섭취에 신경을 많이 쓴다. 간식을 고를 때

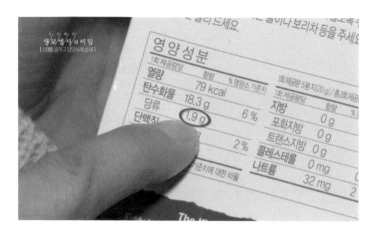

도 가장 먼저 보는 것이 바로 당 함유량. 작은 글씨로 써 있지만 영양성분표를 꼼꼼하게 확인하고 당류가 10g 이하인 것을 고른다.

'눈에서 꿀이 떨어진다'는 말이 있다. 다정하고 사랑스럽게 바라보는 눈빛을 표현하는 말이다. 이처럼 단맛은 생활 속에서 긍정적인 이미지로 사용되고 있다. 하지만 이제는 비만, 당뇨병, 암 등을 유발하는 당 섭취에 대해 다시 생각해야 할 때다. 설탕에 대한 인식을 바로 하고 가정에서부터 조금씩 줄여나가는 것이 중요하다.

단백질 식품은
혈당의 급격한 상승을 막는다

당뇨병 환자, 특히 고령 환자의 평소 식단을 살펴보면 문제가 되는 부분이 많다. 그중 하나가 바로 단백질 섭취에 대한 오해. '고기를 많이 먹으면 당이 올라간다'라든지 '고기는 몸에 좋지 않다'라는 잘못된 생각으로 실제 하루에 섭취해야 할 단백질을 충분히 섭취하지 못하는 경우가 많다. 그러한 인식은 단백질 섭취 실태 조사에서도 여실히 드러난다. 우리나라 사람들은 나이가 들수록 단백질 섭취량이 줄며, 특히 75세 이상에서는 3명 중 2명이 단백질 섭취가 부족한 것으로 나타났다.

고기나 생선 같은 단백질 식품을 섭취하면 소장과 대장에서 인크레틴 호르몬이 분비된다. 인크레틴 호르몬의 일종인 GLP-1은

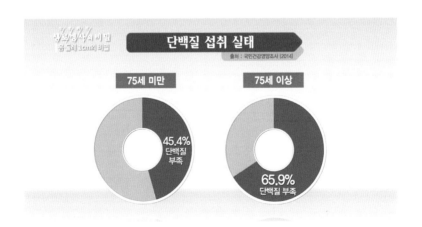

위산 분비를 감소시키고 음식이 위에 오래 머물게 함으로써 식후 혈당의 급격한 상승을 막아준다. 또한 인크레틴 호르몬은 췌장이 인슐린을 잘 분비하도록 촉진하고, 혈당을 올리는 호르몬인 글루카곤을 억제해 식후혈당이 잘 관리되도록 한다.

멋진 등 근육을 자랑하는 임지영(가명) 씨는 70대 중반이라고는 믿기지 않는 근육과 체력을 가지고 있다.

"지금 저는 특별히 아픈 데가 없어요. 고지혈증이나 당뇨병이나 먹는 약이 없어요."

지난 2년간 일주일에 3일씩 꾸준히 근력운동을 한 결과, 같은 나이대 평균의 2배가 넘는 34kg의 근육량을 자랑한다. 운동을 하면서 근육이 하루가 다르게 늘어나자 헬스트레이너는 그녀에게 보디빌더 대회 출전을 권했다. 처음에는 엄두도 나지 않는 일이었지만 오랜 고민 끝에 지난해 보디빌더라는 새로운 세계에 도전했고, 30대 젊은 선수들을 사이에서 2위를 차지하는 영광을 안았다.

운동만큼이나 식단에도 신경을 쓴다. 일 년에 라면을 먹는 횟수가 손에 꼽힐 정도로 인스턴트 식품은 거의 먹지 않고, 나물과 제철 해산물을 즐겨 먹는다. 특히 단백질 섭취에 많은 신경을 쓴다.

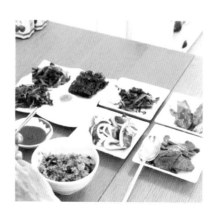

"계란은 기본이에요. 보통 아침에 하나 먹고 저녁에 하나 먹고, 기본적으로 하루에 2개 정도는 먹어요. 삶아서도 먹고 프라이해서도 먹고요."

근육은 포도당을 흡수해 에너지원으로 사용한다. 근육량이 적으면 그만큼 포도당을 흡수하지 못해 당뇨병의 위험을 높인다. 반대로 당뇨병이 생기면 근감소증이 발생하기 쉽다. 근육의 재료

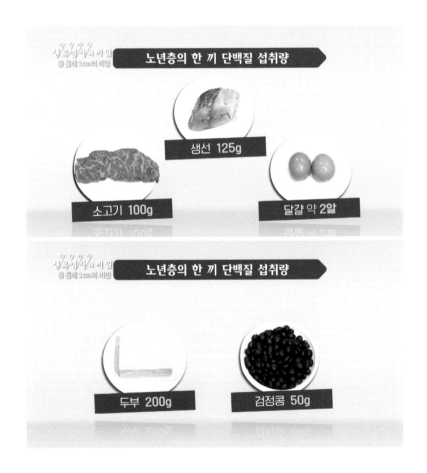

가 되는 식품이 바로 단백질이다. 당뇨병 환자에게 단백질 섭취가 꼭 필요한 이유다.

양질의 단백질을 섭취하는 것도 중요하다. 양질의 단백질이란 대부분 동물성 단백질을 의미하는데, 지방이 적은 살코기, 닭가슴살, 계란, 우유, 등푸른생선, 흰살생선 등이 있다. 이 외에도 단백질을 보충할 수 있는 식물성 단백질로는 두부, 콩, 오트밀, 견과류, 단호박 등이 있다.

근감소증 예방을 위해 체중 1kg당 하루 1.2g 이상의 단백질을 섭취하는 것이 좋다. 체중이 50kg이라면 하루 60g의 단백질을 섭취해야 한다. 이를 한 끼 섭취량으로 계산하면 소고기는 100g, 생선 125g, 계란 2개, 두부 200g, 검정콩 50g에 해당하는 양이다.

건강한
지방을 섭취한다

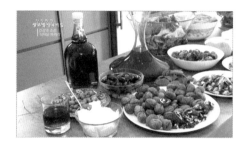

대사성 질환을 유발하는 비만을 막고 건강을 유지하기 위해서 단백질의 섭취만큼이나 중요한 것은 '좋은 지방'의 섭취다.

유네스코 세계 무형문화유산으로 등재된 지중해식 식단. 장수할 수 있는 식사로 알려져 세계적으로 주목받고 있는 지중해식 식단은 심장질환부터 뇌질환에 이르기까지 다양한 질병 예방에 효과가 있는 것으로 나타났다.

지중해 동부에 위치한 그리스의 크레타섬은 지중해식 식사를 가장 잘 볼 수 있는 곳이다. 이곳의 주민들은 대부분 올리브유와 포도주를 직접 만든다. 지중해식 식단에서 포도주는 단순한 술이 아닌 또 하나의 음식이다. 다른 통에는 직접 기른 올리브에서 짜낸 올리브유가 담겨있다. 주민의 90% 이상이 직접 올리브 나무를 길러 올리브유를 만든다.

이처럼 지중해식 식사는 몇 가지 뚜렷한 특징이 있다. 채소와 과일이 식탁의 주재료가 되며 올리브유가 지방 섭취의 중심을 차지한다. 붉은 고기는 한 달에 2~3회로 제한하고, 대신 생선, 치즈, 견과류를 통해 단백질을 섭취한다. 그리고 가공하지 않은 통곡물을 즐겨 먹는다. 어떤 요리이건 기본으로 들어가는 것은 올리브유다. 지중해식 식사는 고지방 식사지만 지방의 70% 이상을 올리브유나 견과류, 생선 등의 불포화지방에서 얻는 것이 큰 특징이다.

당뇨병이 오래 지속되면 고혈당으로 끈적해진 혈액이 굳어 핏덩어리인 혈전을 만든다. 이 혈전은 염증의 원인으로 여러 가지 혈관병, 즉 당뇨병합병증을 유발하고, 혈관이 막히면 뇌졸중이나 심근경색으로 사망에 이를 수도 있다. 이때 혈관 건강에 도움을 줄 수 있는 것이 바로 불포화지방산이다.

하버드대 연구팀의 권장 식단을 살펴보면 채소는 가능한 한 많이 먹고, 견과류와 생선, 유제품으로 적절한 단백질을 섭취하며, 정제되지 않은 탄수화물과 식물성 기름을 섭취를 하라고 권장한다. 적게 먹어야 할 음식으로는 붉은색 육류와 정제된 탄수화물을 꼽는다. 여기서 눈여겨봐야 할 것이 바로 식물성 기름. 올리브유, 들기름 등에 풍부한 불포화지방산은 우리 몸에서 콜레스테롤 수치를 조절해 혈관을 깨끗하게 만든다. 그 결과 혈압을 낮추고 심혈관질환의 발생 위험을 줄이는 데 도움을 준다. 올리브유나 들기름 외에 등푸른생선에도 불포화지방산이 풍부하게 들어있다. 연어, 고등어, 삼치 등 생선류에 들어 있는 오메가3 지방산은 혈당조절과 함께 혈중 콜레스테롤, 중성지방의 조절에 도움이 된다.

대사질환 관리에
도움이 되는 특별식

홍국쌀 리조또

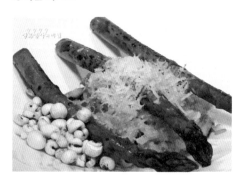

홍국쌀은 콜레스테롤 억제에 도움을 주는 것으로 알려져 있다. 우유를 넣고 푹 끓여 리조또를 만들면 보랏빛의 색이 보기에도 좋고 맛도 좋다.

재료	
홍국쌀 각종 채소 우유 소금 약간	1 홍국쌀로 밥을 짓는다. 2 팬에 각종 채소를 넣고 볶다가 홍국쌀 우린 물, 우유를 적당량 붓는다. 3 홍국쌀로 지은 밥을 넣은 후 푹 끓인다. 소금으로 간을 한다.

닭고기 채소쌈

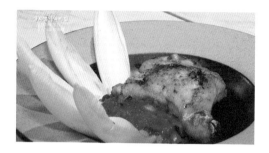

여주 우린물을 이용하는 요리로, 여주의 카란틴이라는 성분이 인슐린의 분비를 도와 혈당 강하에 도움이 된다.

재료

닭고기, 여주,
각종 채소, 토마토,
셀러리, 통후추,
통마늘, 올리브유,
소금 약간

1 냄비에 물, 여주, 셀러리, 통후추, 통마늘을 넣고 끓여 우린다.

2 ①의 물에 닭고기를 30분 정도 담가둔 후 팬에 올리브유를 두르고 굽는다.

3 팬에 각종 채소를 넣고 볶다가 으깬 토마토, 소금을 넣고 볶아 소스를 만든다.

4 쌈 채소에 구운 닭고기와 소스를 싸 먹는다.

어떻게
먹어야 하는가

'무엇을' 먹느냐 만큼 중요한 것이 바로 '어떻게' 먹느냐다. 두 사람에게 똑같은 식사가 주어진다고 해도 어떤 것을 먼저 먹는지, 얼마나 오래 씹는지, 소스는 찍어 먹는지 혹은 뿌려 먹는지 등 사소한 행동에 따라 혈당의 오름세가 달라지기 때문이다. 전문가들이 조언하는 당뇨병 식사법의 3원칙은 골고루, 규칙적으로, 알맞게 먹는 것. 누구나 알고 있지만 제대로 실천하지 못하는 이 원칙 뒤에 숨겨진 노하우를 파헤쳐 본다.

규칙적으로
먹는다

당뇨병이 한 가족의 아침 풍경을 바꿨다. 매일 정해진 시간, 정해진 양만큼 담은 아침 식사가 준비된다.

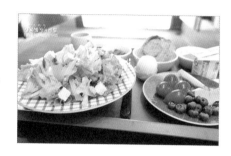

"하루 섭취하는 탄수화물 양을 보통 100g, 많으면 120~130g까지 맞춰서 먹고 있어요. 과일과 빵만 하더라도 30g 정도예요. 그럼 아침 식단에서 탄수화물을 40~45g 정도 섭취하게 되는 거니까 충분하죠."

1년 전 당뇨병 진단을 받은 김성규(가명) 씨. 규칙적인 식사와 철저한 식단으로 다이어트는 물론 혈당조절에도 성공했다.

"제가 당뇨병 진단을 받을 당시, '이러다 죽습니다'라는 말을 들었을 때가 100kg이었어요. 100kg에서 30kg을 빼는 게 처음엔 아득했죠. '배고프면 망하겠구나'라는 생각을 하고 배를 부르게 할 음식을 찾았죠. 대신에 좋게 배부를 수 있는 방법이요."

저칼로리, 저탄수화물 식단은 그가 선택한 그만의 식사법이다. 시행착오 끝에 아침 식사의 중요성을 알게 됐다. 혈당 관리에 있어 규칙적인 식사는 필수라는 게 그의 생각이다. 덕분에 온 가족이 아침 식사를 거르는 일은 없다. 잠이 부족하면 아침을 거를 수

Doctor Says

지속 가능한 식사법을 찾는다

당뇨병 환자가 혈당 조절이 안 되면 당
장 적게 먹으려고 무리한 시도를 한다.
그러나 그 상태를 지속하기란 쉽지 않
다. 본인의 건강 체중을 유지하면서 정
상적인 삶을 영위할 수 있는 식사를 해
야 한다. 즉, 지속 가능한 식사법을 찾는
것이 매우 중요하다.

_박경수 교수 (서울대병원 내분비내과)

있기에 전날 일찍 자는 습관도 들였다. 아침 식사를 일과의 우선순위로 둔 셈이다.

먹는 방식에도 규칙이 있다. 샐러드와 견과류로 시작해 과일은 당분이 적은 것부터 섭취한다. 그다음 단백질 많은 달걀과 탄수화물인 통곡물빵에 버터·치즈를 곁들인 후, 무가당 요거트와 유산균으로 입가심한다.

"하얀 빵보다는 곡물 빵 위주로 먹습니다. 아무래도 정제된 하얀 빵들은 탄수화물이 분해되는 속도가 좀 더 빠르니까 조금이라도 늦출 수 있는 방법을 찾아보자는 생각을 했습니다."

아침을 거르던 습관과 입에 달고 살던 간식, 허겁지겁 먹던 식사까지, 과거의 식습관과는 연을 끊었다.

직장에서 먹는 점심은 아침 식사만큼 자유롭지 못하다. 대신

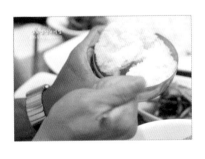

외식에도 규칙을 세웠다. 밥은 절반으로 덜고, 채소는 두 배로 늘려 열량을 줄인다. 아침과 마찬가지로 식사 속도는 최대한 늦춘다. 규칙적으로 천천히 먹

146

는 식사법이 그의 혈당 관리 비결인 것이다. 1년 만에 9.9%에서 5.2%로 절반가량 떨어진 당화혈색소 수치가 이 식사법의 효과를 증명한다.

과식하지 말고
알맞게 먹는다

생선을 사러 마트에 들른 이애란(가명) 씨. 17년 전 당뇨병 진단을 받은 후 장 보는 품목이 달라졌다. 예전엔 거들떠보지도 않던 채소와 건강한 단백질 식품을 주로 구매한다.

"그전에는 대부분 삼겹살을 샀어요. 그런데 지금은 될 수 있으면 삼겹살보다는 생선이나 다른 건강한 단백질을 많이 먹으려고 노력하고 있어요."

두 번째 장을 보러 그녀가 찾은 곳은 건강을 생각해 3년 전부터 가꾼 무농약 유기농 텃밭이다. 방금 수확한 채소와 과일을 손질하면서 먹으면 공복감이 달래져 음식을 허겁지겁 먹지 않게 된다.

"전에는 밥 먹고 나서 옥수수를 또 먹곤 했어요. 옥수수가 그렇게 탄수화물이 많은 줄도 몰랐죠. 감자, 옥수수, 고구마 이런 게 다 탄수화물이 엄청 많다고 하더라고요. 떡이 그렇게 탄수화물이 많은 줄도 몰랐어요."

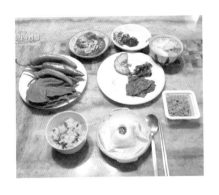

탄수화물과 고기 위주인 식단에 채소와 단백질 식품 비율을 크게 늘리면서 변화를 주었다. 전체적으로 열량과 탄수화물 양은 줄이되, 포만감을 가질 수 있는 식단으로 간소하게 바꿨다.

각종 채소와 순두부를 시작으로 천천히 식사를 이어가는 지금의 모습 또한 예전엔 상상할 수 없었다. 과거 이애란 씨는 국이나 찌개에 밥을 말아 빠르게 먹기 일쑤였다. 포만감을 느낄 새도 없이 먹다 보면 늘 과식으로 이어졌다. 나쁜 식습관 바꾸기가 쉽지 않아 당뇨병 초기엔 당화혈색소 수치가 10% 가까이 오르기도 했다.

혈당 수치가 한번 치솟은 후부터는 식사량을 줄이는 것을 최우선으로 삼았다. 그 원칙을 지키기 위해 식사 전부터 채소, 과일로 주섬주섬 배를 채우다 보니 정작 밥때가 되면 식욕이 줄었다. 자신에게 맞는 식사량을 찾으며 당뇨병 관리를 해 온 이애란 씨는 다양한 방법으로 식단 관리를 했

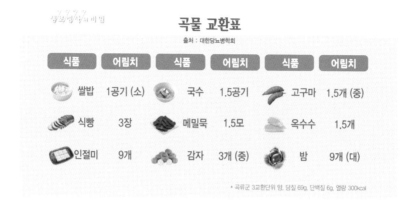

지만 식사량 조절만큼 효과적인 건 없다고 말한다. 매 끼니 알맞은 양만 먹은 결과 당화혈색소 수치는 3년 전 9.8%에서 4% 가까이 떨어졌다.

당을 올리는 주된 영양소는 탄수화물이다. 당뇨병 환자는 한 끼 식사로 곡물의 양이 적정한지 항상 의식해야 한다. 한 끼 적정량의 탄수화물이란 식빵 3장, 인절미 9개, 메밀묵 1.5모, 감자 3개, 고구마 1.5개, 옥수수 1.5개, 밤 9개다. 이렇게 먹으면 밥 한 공기를 포기해야 한다.

채소 → 단백질 반찬 → 밥
순서로 먹는다

일본에서 생선과 고기, 쌀밥 중 어떤 음식을 먼저 먹어야 식후혈당이 천천히 오르는지 실험했다. 참가자들은 한 가지 음식을 먹고 10분 후 다른 음식을 먹었다. 일주일 후, 동일한 식사를 순서만 바꿔 진행했다. 그 결과 생선이나 고기를 먼저 먹은 경우가 혈당 상승 폭이 30~40%가량 낮고 더 천천히 공복감을 느끼는 것으로 나타났다. 생선이나 고기 같은 단백질 식품이 위장에 들어오면 위의 움직임이 느려진다. 그래서 나중에 밥이 들어와도 소화 흡수가 느려지고, 혈당이 천천히 올라가는 것이다.

식사 순서와 관련해 미국 코넬대에서도 비슷한 연구를 진행했다. 탄수화물, 단백질, 채소 순으로 음식을 제공하고 일주일 후엔 이 순서를 거꾸로 제공한 결과 단백질과 채소를 먼저 먹은 그룹이 탄수화물을 먼저 먹은 그룹보다 식후혈당 수치가 약 30% 낮고 식후 누적 혈당량도 73% 적다고 보고됐다. 탄수화물, 지

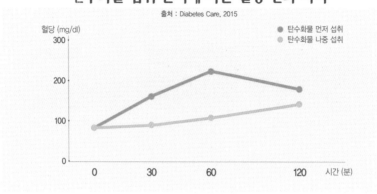

탄수화물 섭취 순서에 따른 혈당 변화 차이

출처 : Diabetes Care, 2015

혈당 (mg/dl)

● 탄수화물 먼저 섭취
● 탄수화물 나중 섭취

시간 (분)

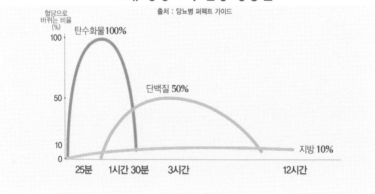

3대 영양소와 혈당 상승률

출처 : 당뇨병 퍼펙트 가이드

혈당으로
바뀌는 비율
(%)

탄수화물100%

단백질 50%

지방 10%

25분   1시간 30분   3시간   12시간

방, 단백질을 같은 양 먹었을 때, 지방과 단백질은 탄수화물보다
더 느리고 더 적게 혈당으로 전환되기 때문이다.

식사 후 혈당이 비정상적으로 빠르게 올라가는 혈당 스파이크.
심한 혈당변동을 겪고 있는 사람들이 실험을 위해 한자리에 모였
다. 이들에게 내려진 '혈당변동을 줄이기 위한 지침' 중 하나는 음

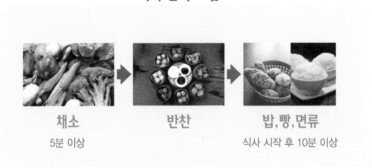

식사 순서 요법

채소
5분 이상

반찬

밥, 빵, 면류
식사 시작 후 10분 이상

식 먹는 순서를 지키는 것이다. 식사는 반드시 채소 → 단백질 → 밥 순으로 먹어야 한다. 주어진 기간은 3주. 이들에게는 어떠한 변화가 나타날까?

실험 참가자 박병규(가명) 씨는 신선한 채소로 식사를 시작한다. 그다음엔 생선이나 살코기 등의 단백질 반찬을 꼭 챙긴다. 채소, 단백질 반찬, 밥 순서로 먹었을 뿐인데 포만감이 느껴졌다. 평소 다섯 끼의 식사를 하던 박병규 씨는 식사량이 반 공기 이상 줄었다며 의아해했다. 김옥순(가명) 씨는 간식을 끊고 매 끼니에 채소와 단백질 양을 늘렸다. 직장 동료들과 외식을 할 때도 지침을 적용했다. 반찬 중 채소를 가장 먼저 먹고, 나트륨이 많은 국물은 피했다.

3주간의 프로젝트가 끝나고 프로젝트 시작 전과 동일한 검사를 진행해 전후 차이를 비교했다. 참가자 모두 공복혈당과 식사 후 한 시간 혈당이 개선되었고 염증 수치, 콜레스테롤, 중성지방 등 전반적인 대사 수치가 좋아졌다.

　무엇을 먹느냐와 어떻게 먹느냐가 혈당변동을 좌우하는 만큼 채소 → 단백질 반찬 → 밥 순서를 지키면 혈당조절, 더 나아가 당뇨병 관리에 있어 그 기여도는 무엇보다 크다. 이것은 당뇨병 이 없는 사람들에게도 해당되는 얘기다.

최소 15분간
천천히 먹는다

어느 정도 음식을 섭취하면 소장과 지방세포에서는 식욕을 억제 하는 호르몬(렙틴)을 분비하고, 이 호르몬이 뇌의 포만중추를 자 극해 배가 부르다는 느낌이 들게 한다. 이때까지 약 20분의 시간 이 소요된다. 그런데 음식을 빨 리 먹게 되면 식욕 억제 호르몬 이 제대로 작동할 시간이 부족해 져 과식을 하게 되고, 그로 인해 과다하게 분비되는 호르몬이 인 슐린저항성을 높여 비만과 당뇨 병, 고지혈증 등을 악화시킨다.

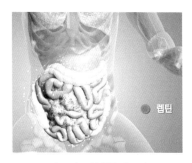

● 렙틴

어느 정도 음식을 먹으면
소장과 지방세포에서
식욕을 억제하는 호르몬을 분비한다

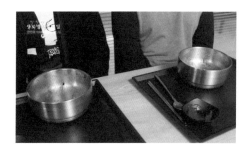

식사 속도에 따른 호르몬의 변화를 확인해 보기로 했다. 건강한 성인 남녀를 대상으로 먼저 혈액을 채취해 공복 시 호르몬의 분비량을 확인했다. 그리고 정량의 비빔밥을 제공한 후 10분 이내에 먹도록 하고 시간차에 따라 분비되는 호르몬의 양을 측정했다. 빨리 먹었을 때 식욕을 조절하는 호르몬의 변화를 확인하기 위해서다. 다음 날에는 같은 재료와 같은 양의 비빔밥을 제공하되, 20분 동안 한 숟가락에 스무 번 이상 꼭꼭 씹어 천천히 식사하도록 했다. 이후 동일한 방법으로 혈액을 채취, 전날 빠르게 먹었을 때와 비교할 호르몬 분비의 양을 측정했다.

실험 결과 식욕 촉진 호르몬인 그렐린은 식사를 빨리했을 때 기준치보다 많은 양이 분비되고, 식욕 억제 호르몬인 펩타이드YY는 더 적게 분비돼 빨리 먹을수록 과식으로 이어질 가능성이 높음을 시사했다. 또한 혈당의 기복이 심해지는 만큼 빠른 식사가 우리 몸의 대사적인 문제를 악화시킬 수 있음을 확인할 수 있었다.

하루 꼬박 12시간씩 택시 운전을 하는 윤대석(가명) 씨의 경우 여유 있는 식사는 생각지도 못한다. 집에 돌아와 저녁 8시가 다 돼서야 먹는 저녁 식사. 끼니를 제때 챙기지 못하니 한꺼번에 많은 양을 먹게 된다. 게다가 식사 시간이 5분을 채 넘기지 않았는

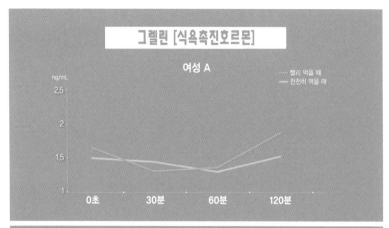

그렐린 [식욕촉진호르몬]

여성 A

— 빨리 먹을 때
— 천천히 먹을 때

ng/mL

| 0초 | 30분 | 60분 | 120분 |

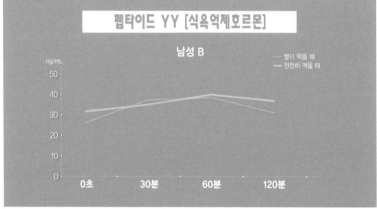

펩타이드 YY [식욕억제호르몬]

남성 B

— 빨리 먹을 때
— 천천히 먹을 때

ng/mL

| 0초 | 30분 | 60분 | 120분 |

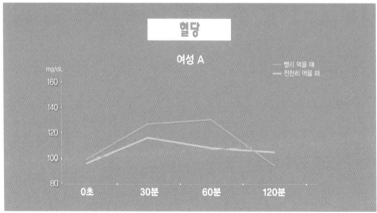

혈당

여성 A

— 빨리 먹을 때
— 천천히 먹을 때

mg/dL

| 0초 | 30분 | 60분 | 120분 |

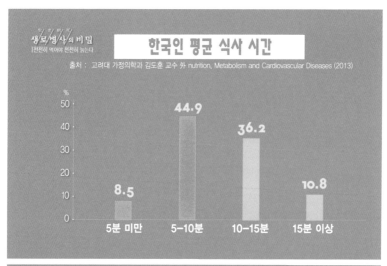

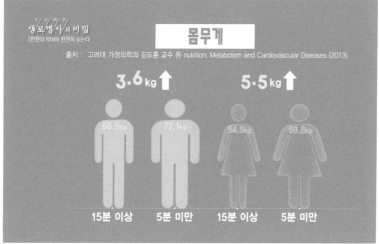

데 그릇은 이미 바닥을 드러냈다.

3개월에 한 번 정기 검진을 위해 병원을 찾는다는 윤대석 씨. 나름 관리를 했건만 혈당 관리의 지표인 당화혈색소를 검사한 결과 이번에도 정상 범위를 벗어났다. 이에 대해 고려대학교 안산병원 가정의학과 김도훈 교수는 "배가 고픈 상태에서 허겁지겁 먹어 과식을 하는 것, 오랫동안 앉아서 일을 해 체중이 느는 것이 서로 상승 작용을 해 혈당조절에 부정적인 영향을 줄 수 있다"라고 말하며 빠른 식사의 문제점을 지적했다.

혈당을 높이는 빠른 식사는 심혈관질환의 위험을 가중시킨다. 우리나라 성인의 식사 속도를 살펴보면 절반 이상이 10분 내에 식사를 끝내며, 5분 내에 먹는 사람들도 상당한 것으로 조사됐다. 15분 이상 식사를 하는 사람과 5분 미만으로 식사하는 사람들의 체중을 비교해 본 결과, 5분 미만으로 먹는 사람이 남성은 3kg, 여성은 무려 5kg 이상 체중이 더 나가 비만인 경우가 많았다. 무엇보다 식사 시간이 짧을수록 중성지방 수치가 높아 고지혈증, 동맥경화 등의 위험이 큰 것으로 나타났다.

불안정한 혈당을 다스리기 위해 윤대석 씨에게 맞춤 식단 처방이 내려졌다. 잡곡와 채소 섭취를 늘릴 것. 섬유질이 많은 잡곡과 채소는 그 자체로 혈당에 도움을 줄 뿐 아니라 꼭꼭 씹는 습관을 들이기에도 적합하다. 식사량을 줄이기 위해 숟가락을 작은 것으로 바꾸는 것도 도움이 된다.

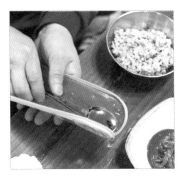

식사량을 줄이기 위해 숟가락을 작은 것으로 바꾸는 것도 도움이 된다.

천천히 먹기 위해 애쓴 결과는 생각보다 컸다. 공복혈당과 식후 혈당 모두 감소했으며 당뇨병 조절의 가장 중요한 지표인 당화혈색소가 정상 범위인 6.5%로 떨어졌다.

"전에는 2~3번 씹고 넘기니까 맛도 잘 모르고 먹었는데, 천천히 먹다 보니 맛도 잘 느껴지고 치아 운동도 되는 것 같아요"

'자연은 잘 씹지 않는 사람을 꾸짖는다' 100년 전 미국의 호레이스 플레처라는 사람이 남긴 말이다. 한때 100kg이 넘는 체중에 고혈압과 당뇨병의 고통 속에 살았던 플레처. 그는 한 번에 백 번씩 씹는 습관으로 바꿔 꾸준히 실천한 결과 체중 감소는 물론 고혈압과 당뇨병을 극복하게 되었다. 이후 '공복감을 느낄 때 먹고, 음식물은 잘게 충분히 씹어라'라는 소위 플레처 섭취법을 주장하게 되었다. 이 방법은 당시 전 세계적으로 선풍적인 인기를 끌었지만, 한 편에서는 민간요법이라며 비웃음을 샀다. 100여 년이 지난 지금, 그의 주장은 의학적으로 힘을 얻고 있다. 꼭꼭 씹어 먹는 습관으로 병을 이기고 건강을 되찾을 수 있다.

하루 세끼를 먹고
야식을 끊는다

올해 스물여덟 살의 서지윤(가명) 씨. 그녀의 하루는 오후 4시가 넘어서야 시작된다. 자느라 아침, 점심도 건너뛴 상태. 먼저 달콤한 과자로 빈속을 채운다. 수납 공간이 있는 곳엔 과자, 초콜릿 등 각종 군것질거리와 라면 같은 인스턴트 음식들로 가득하다.

"남편이 퇴근해서 오면 저녁을 같이 먹어요. 그때부터 아침, 점심, 저녁, 야식을 한 번에 먹는 것 같아요. 저는 그때부터 하루 식사가 시작되는 거예요."

야식증후군을 앓고 있는 경우 서지윤 씨처럼 하루 식사의 절반 이상을 저녁에 먹는다. 그렇다 보니 메뉴 또한 밤늦게도 주문이 가능한 배달 음식으로 채워질 때가 많다. 한 번 시작된 식욕은 이후로도 쉽게 제어가 되지 않는다. 기름지고 자극적인 맛으로 무장된 배달 음식은 강한 중독성을 가지고 있다. 온종일 굶은 탓에 야식은 폭식으로 이어지기 일쑤다. 이날 저녁에만 서지윤 씨가 섭취한 칼로리는 성인 여성 기준

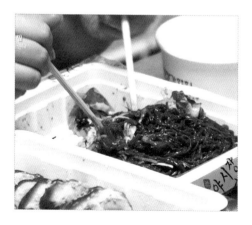

야식증후군 진단 기준

- 저녁 7시 이후, 하루 식사량의 50% 이상을 섭취한다.
- 불면증을 자주 겪는다.
- 아침을 거의 먹지 않고, 아침에는 식욕이 없다.
- 일주일에 3일 이상 밤에 먹거나, 먹지 않으면 잠들기 어렵다.

치의 2배. 실제로 서지윤 씨와 같은 야식증후군 증상이 있는 사람들의 하루 섭취 열량 양상을 살펴보면, 일반인과 달리 저녁 8시 이후 열량 섭취가 급증하는 양상을 보인다.

야식 중독에 빠지면서부터 60kg 대였던 몸무게는 현재 110kg에 달하고 있다. 연구에 따르면 야식으로 섭취한 열량이 가장 높은 그룹은 가장 낮은 그룹에 비해 복부비만 유병률이 1.25배 높았다. 그 이유는 인슐린의 작용 때문이다.

우리가 음식을 먹으면 췌장에서는 인슐린이 분비되는데 이때 분비된 인슐린은 혈관을 따라 포도당을 간과 근육으로 이동시켜 에너지로 쓰일 수 있게 한다. 그 결과 혈당이 떨어지는 것이다. 하지만 야식을 먹고 그대로 잘 경우 에너지 활동이 줄어들어 잉여 에너지가 많이 발생하고, 이때의 인슐린은 잉여 에너지를 지방으로 축적해 내장지방을 두꺼워지게 만든다. 야식을 계속 섭취할 경우 우리 몸엔 어떤 문제가 생기는 걸까? 먼저, 인슐린이 제 기능을 못해 혈당을 떨어뜨리지 못하는 인슐린저항성이 나타날 수

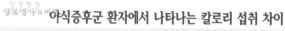

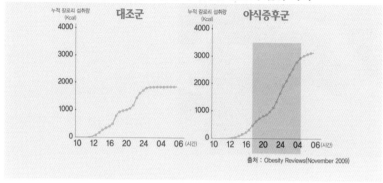

야식증후군 환자는 저녁 8시 이후 칼로리 섭취가 급증한다.

있다. 비만과 직결되는 야식증후군은 인슐린저항성으로 인한 2형 당뇨병의 발병에도 큰 영향을 미친다.

야식을 즐겨 먹게 되면 내장지방이 최대 20배까지 커지는데, 심할 경우 여러 가지 염증 물질이 나온다. 분비된 염증 물질은 당뇨병과 같은 대사증후군을 일으키는 것은 물론, 혈관을 두껍게 만들어 동맥경화 등 심혈관계 질환을 야기한다. 또한 혈관이 막히는 부위에 따라 다양한 질병이 발생하는데, 심장 혈관이 좁아지거나 막히면 협심증을 유발할 수 있고 신장까지 망가뜨릴 수 있다.

올해 74살의 김순자(가명) 씨는 30년째 당뇨병으로 투병 중이다. 식단 조절이 철저히 이뤄져야 하는 병임에도 불구하고 밤마다 야식을 찾는다. 이렇다 보니 혈당도 늘 심각한 수준. 최근엔 매

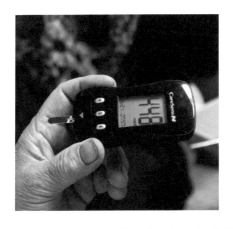

일 아침 맞는 인슐린 주사 용량이 더 늘었다. 당뇨병 뿐만 아니라 심장부정맥, 고지혈증 등 복용해야 할 약도 한 움큼 늘었다.

당뇨병은 야식을 부르고 야식은 당뇨병 환자의 건강을 더욱 악화시킨다. 김순자 씨처럼 야식증후군이 있는 당뇨병 환자는 야식증후군이 없는 환자에 비해 비만, 당뇨병합병증이 2.6배 많은 것으로 나타났다.

당뇨병 환자들이 야식을 자주 찾는 이유 중 하나는 '상대적 저혈당'이다. 당뇨병 환자들이 고혈당 상태에 익숙해져 있다가 혈당이 정상 수준으로 떨어지면, 그것을 저혈당으로 착각하는 경우가 많다. 그때마다 저혈당쇼크에 대한 두려움으로 야식이나 간식을 찾는 것이다. 결국 인슐린저항성을 초래하고 합병증을 유발한다.

야식을 줄이기 위해서는 아침, 점심, 저녁 식사를 정확히 하는 것이 가장 중요하다. 같은 양이라도 아침밥을 많이 먹고 저녁 식사를 줄였을 때 비만과 대사증후군 예방에 도움이 된다. 규칙적으로 먹는 습관도 중요한데, 식사와 식사 사이의 간격이 4~6시간을 넘어가지 않게 한다. 그리고 간식 생각이 날 때는 과일, 채소, 단백질 식품을 조금씩 먹고 유산소운동을 하면 도움이 된다.

무심코 즐기는 야식이 당뇨병, 심장질환 등 대사질환의 주범이 된다. 습관성 야식은 중독을 부르고, 중독은 내 몸을 망친다는 것을 명심해야 한다.

국민 건강 영양조사를 토대로 한 연구에 따르면 당뇨병 환자 중 약 15% 정도만이 꾸준히 운동을 하는 것으로 밝혀졌다. 대부분은 '난 약을 먹으니까 괜찮아'라고 생각하며 운동을 멀리한다. 하지만 전문가들은 식사와 운동이 병행되었을 때 약 효과를 충분히 볼 수 있다고 강조한다. 당뇨병 환자는 일반인보다 근육감소 속도가 빠르다. 근육이 부족하면 당뇨병도 더 악화된다. 근육량과 근력의 향상이 당뇨병 치료의 힘을 키우는 열쇠다.

PART 4

당뇨병을
이긴 사람들의
운동법

운동은 인슐린저항성을 개선한다

세계에서 가장 작은 새인 벌새의 주식은 꿀이다. 그렇지만 벌새는 당뇨병에 걸리지 않는다고 한다. 1초에 80번 날갯짓을 하기 때문이다. 그만큼 당뇨병에 있어 신체 활동이 중요하다는 것이다. 그래서 벌새는 세계당뇨병연맹의 상징이기도 하다.

국민 건강 영양조사를 토대로 한 연구에 따르면 당뇨병 환자 중 약 15% 정도만이 꾸준히 운동을 하는 것으로 밝혀졌다. 대부분은 '난 약을 먹으니까 괜찮아'라고 생각하며 운동을 멀리한다. 하지만 전문가들은 식사와 운동이 병행되었을 때 약 효과를 충분히 볼 수 있다고 강조한다.

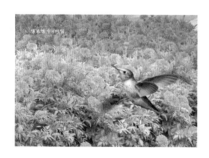

운동을 하면 왜 혈당이 낮아지는 걸까? 우리 몸속의 과잉 에너지는 지방으로 쌓이는데, 이 지방은 유리지방산이라고 하는 인슐린 방해 물질로 분해된다. 따라서 운동이 부족하면 인슐린이 제대로 일을 하지 못해 고혈당이 된다. 반대로 운동을 많이 하면 근육이 지방을 소모해 유리지방산이 적게 생기고, 인슐린 작용이 활발해져 혈당이 낮아진다.

한번 혈당이 높아지면 평생 관리해야 하는 당뇨병. 만약 당뇨병 위험군이라면 먹고 움직이는 나의 생활습관에 문제가 있진 않은지 돌이켜볼 필요가 있다. 나의 잘못된 생활습관이 당뇨병을 부른다. 무서운 합병증의 원인이 생활습관에 있다는 것을 항상 명심해야 한다.

55살의 김형준(가명) 씨. 10년 전 당뇨병 진단을 받고 합병증으로 망막 수술까지 받았다. 그는 직장 생활로 받는 스트레스, 잦은 술자리, 불규칙한 식사, 운동 부족 때문에 당뇨병을 앓게 됐다고 생각하고 있다.

당뇨병이 일어나는 가장 큰 이유는 췌장의 기능이 떨어져서다. 하지만 복부비만인 경우 내장지방에서 나오는 지방산도 인슐린

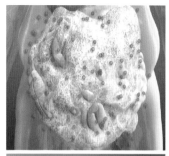

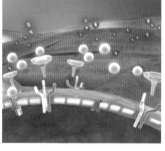

내장지방에서 나오는 지방산은
인슐린 작용을 방해한다.

작용을 방해한다. 포도당을 에너지원으로 만드는 인슐린이 제 기능을 못하면서 인슐린저항성 상태가 되는 것이다.

오래도록 혈당 관리가 되지 않았던 김형준 씨는 5개월 전 운동을 시작하면서부터 변화가 나타났다. 평소 공복 혈당은 264mg/dL 정도로 높았는데, 운동을 시작하자 139mg/dL로 떨어졌고 현재는 98mg/dL 정도로 정상 범위에서 유지하고 있다.

하루 서너 시간씩 유산소운동과 근력운동을 병행하는 김형준 씨. 그의 운동이 인슐린저항성 개선에 정말 도움이 된 것인지 간단한 실험을 했다. 이틀간 병원에서 제공하는 당뇨병식을 먹은 후 같은 시간에 하루는 운동을 하고, 하루는 운동을 하지 않은 채 식전·식후혈당을 쟀다. 실험 결과 운동 한 날과 하지 않은 날의 차이는 제법 컸다.

결과에 대해 강남세브란스 내분비내과 안철우 교수는 "운동 효과가 있는 분들은 대개 식후혈당을 40~70% 정도 떨어뜨리는 효과가 있다고 보고된다. 주로 인슐린저항성이 개선되는데, 근육에

있는 미토콘드리아의 기
능 내지는 숫자의 증가에
서 얻어진다는 연구 결과
가 있다."라고 설명했다.
규칙적인 운동은 에너지

	운동 안 한 날	운동 한 날
공복혈당	98mg/dL	92mg/dL
식후 2시간 혈당	122mg/dL	81mg/dL

같은 식사를 한 후 운동을 했을 때와
하지 않았을 때의 혈당 비교

생성 역할을 하는 미토콘드리아의 기능과 수를 증가시키고 근육
내 포도당 유입을 늘려 인슐린저항성을 개선한다는 것이다. 당뇨
인들에게 지속적인 운동이 필요한 이유다.

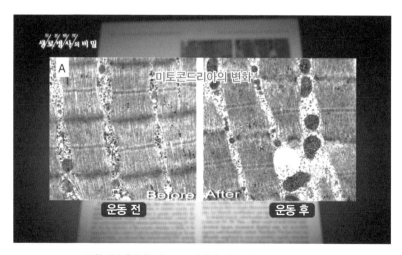

규칙적인 운동은 미토콘드리아의 기능과 수를 증가시킨다.

근육은 혈당을
빠르게 흡수한다

우리 몸에는 600여 개의 근육이 있는데 이는 체중의 약 40%를
차지한다. 30대 이후 매년 1%씩 줄어들면서 80세 이상이 되면
약 50%의 근육이 줄어든다. 근육이 빠지면서 허벅지와 종아리 굵
기가 줄어드는 것을 자연스러운 노화 현상이 아닌 질병으로 이해

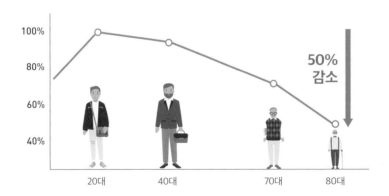

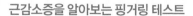

근감소증을 알아보는 핑거링 테스트

엄지와 검지로 종아리의 가장 굵은 부분을 감싼다. 다 감싸지지 않는다면 근육량이 많은 것이고, 손가락 공간이 남으면 근감소증을 의심해봐야 한다. 도쿄대 노인의학 연구소의 연구에 따르면 종아리 굵기가 굵은 그룹을 기준으로, 딱 맞는 그룹은 근감소증 위험 2.4배 증가, 헐렁한 그룹은 6.6배 높으며, 사망률은 3.2배 높은 것으로 나타났다.

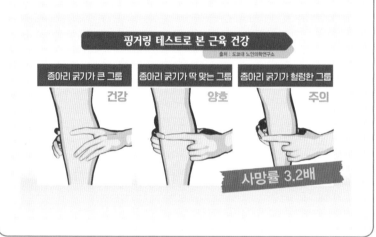

핑거링 테스트로 본 근육 건강
출처 : 도쿄대 노인의학연구소

종아리 굵기가 큰 그룹	종아리 굵기가 딱 맞는 그룹	종아리 굵기가 헐렁한 그룹
건강	양호	주의

사망률 3.2배

해야 한다.

꾸준한 운동에도 근육이 생기지 않던 김철형(가명) 씨. 원인은 오랜 당뇨병 때문이었다. 근육이 약하면 당뇨병이 오고, 당뇨병이 오면 근감소증이 온다. 인슐린이 단백질을 이용해 근육을 만드는 역할을 해야 하는데, 당뇨병 환자들에게는 인슐린저항성이 있다. 인슐린이 작용해 근육을 만들려고 해도 작동이 잘 안되는 것이다.

험한 산길에서 자유자재로 자전거를 운전하는 이종우(가명) 씨를 보면 70대라는 나이가 믿기지 않는다. 13년 전, 갑자기 글씨가 안 보일 정도로 눈이 침침해 병원을 찾았다가 당뇨병과 합병증 판정을 동시에 받았다. 이종우 씨는 당시 의사의 권유로 달리기를 시작했다. 위기감 속에서 시작한 마라톤. 그는 7년 동안 42.195km 풀코스를 100회나 완주하는 대기록을 달성했고, 그 사이 혈당도 정상으로 돌아왔다.

　　당뇨병을 완치할 수 있었던 비결은 뭘까? 혈당을 관리하고 있지만 특별히 가리는 음식은 없다는 이종우 씨. 당뇨병식을 따로 먹기보다는 균형 잡힌 영양소 섭취를 위해 골고루 먹고 양념을 최소화하는 습관을 들였다.

　　"당뇨병 초기에는 음식으로 감자나 신선초 같은 걸 갈아서 먹고 했는데, 혈당 관리에 도움이 안 됐어요. 그런데 지금은 음식을 골고루 먹으면서 규칙적인 운동을 하니까 오히려 혈당 관리가 잘 되고 있어요."

　　그는 매일 동네 헬스장을 찾아 꾸준히 운동하는 것을 잊지 않

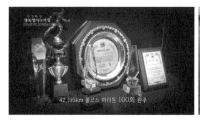
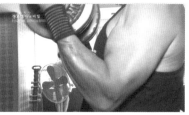

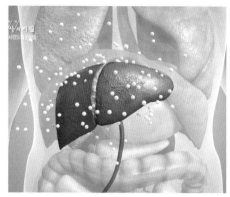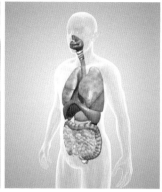

남은 혈당은 다시 지방으로 바뀌어 뱃살이 된다.

는다. 달리기와 같은 유산소운동도 중요하지만, 근력운동을 병행해야 혈당을 관리하는데 더 효과적이기 때문이다.

우리가 섭취한 음식은 혈당으로 바뀐 뒤, 신체 곳곳에서 쓰이다가 남으면 간과 근육에 저장된다. 이때 남은 혈당은 다시 지방으로 바뀌어 뱃살이 된다. 즉 근육량이 적으면 혈당 창고가 작아 뱃살이 찔 수밖에 없는 것이다. 따라서 당뇨병 환자는 유산소운동으로 체중을 줄이고, 근력운동으로 근육을 늘리는 것이 매우 중요하다.

13년의 당뇨병 병력을 가지고 있으면서도 꾸준한 운동을 이어갔던 이종우 씨는 나이에 비해 엄청난 근육량을 자랑한다. '당뇨병 환자는 부지런해야 산다'고 말하는 그는 앞으로도 꾸준히 운동을 이어갈 것이라고 했다. 건강이 허락하는 한 적절한 운동은 언제나 그의 일상이 될 것이다.

뱃살은 1cm 줄이고
허벅지는 1cm 늘려라

우리가 운동을 하면 왜 혈당이 떨어지는 것일까? 혈관 속을 떠다니는 혈당은 특정 통로를 통해서만 세포나 근육 속으로 들어간다. 이때 운동을 하면 근육이 수축·이완하면서 혈관이 펴지고 혈당이 드나드는 통로 역시 곧게 펴져 혈당 이동이 원활해진다. 또한 혈당 흡수를 돕는 포도당수송체의 대사가 활발해져 혈당이 드나드는 통로가 더욱 쉽게 열린다. 결과적으로 운동을 하면 세포와 근육 속으로 혈당이 빠르게 흡수돼 수치가 낮아지는 것이다.

해병대 출신의 건장한 청년이었던 최동주(가명) 씨. 당뇨병 때문인지 근육이 약해져 요즘은 오른손에 힘이 잘 들어가지 않아 걱정이다. 당화혈색소 수치가 약 8%인 최동주 씨는 운동을 통해 인슐린 투여 횟수를 줄이는 것을 목표로 하고 있다. 인슐린 주사

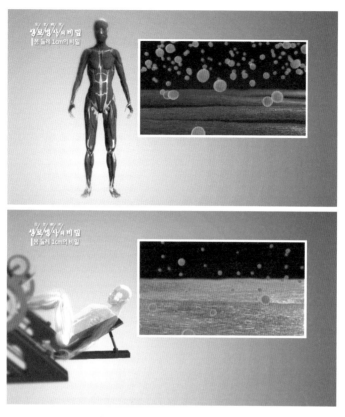

근육이 많을수록 포도당을 쉽게 흡수한다.

를 끊으려면 당화혈색소 수치를 7% 아래로 낮춰야 한다. 최동주 씨는 일상에서 가볍게 할 수 있는 운동을 매일, 규칙적으로 시작했다. 무더위 땡볕 아래서도 양손에 물병을 들고 쉼 없이 걷고 또 걸었다. 180mg/dL에 가까웠던 식후 2시간 혈당은 운동 18일 만에 102mg/dL로 떨어졌다. 최근에 본 적 없는 혈당 수치를 보며 운동에 점점 재미가 붙었다.

5개월 후, 몸이 확실히 탄탄해졌다. 안색도, 생기도 달라졌다. 혈당 수치는 전보다 더 떨어졌다. 할 수 있다는 자신감이 긍정적인 변화를 이끈 것이다. 30년간 혈당 관리를 위해 할 수 있는 건 다 해봤다. 당뇨병 약, 인슐린 주사는 물론이고 식사도 까다롭게 해 왔다. 안 해본 건 운동뿐이었다. 한때 30단위까지 맞던 인슐린을 이젠 7단위로 낮췄다.

5개월간 꾸준히 운동한 결과 몸 상태는 어떻게 달라졌을까? 소변검사, 혈액검사 등 기본적인 검사와 함께 복부 CT를 진행했다. 평소 운동 부족으로 피하지방과 내장지방이 많았지만 운동 5개월 만에 복부둘레가 크게 줄었다. 당뇨병으로 인한 장기 손상 가능성을 알아보는 소변 검사에서는 단백질의 일종인 알부민 수치가 감소했다. 당뇨병으로 인한 만성신장질환의 발생 확률이 낮아

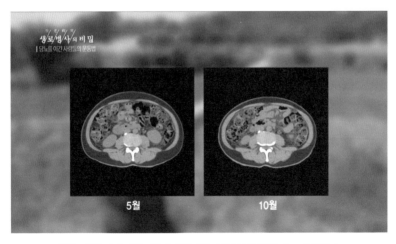

운동 5개월 만에 피하지방과 내장지방이 줄어 복부둘레가 크게 줄었다.

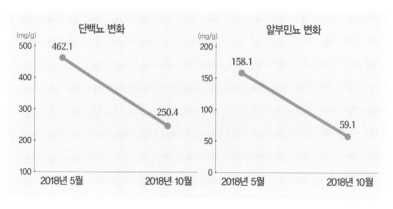

최동주(가명) 씨의 신장 기능 변화

진 것이다.

한 가지 아쉬운 점은 하체 근육량이 늘지 않은 것. 하체 운동을 충분히 하지 못한 것이 몸에 여실히 나타났다. 당뇨병 환자는 일반인보다 근육감소 속도가 빠르다. 때문에 몸 전체의 근육량과 근력을 키우는 것이 매우 중요하다. 특히 하체 근육은 전체 근육의 70%를 차지하기 때문에 하체 근육이 발달할수록 당뇨병의 위험은 감소한다.

5개월간의 당뇨병 운동 프로젝트를 진행하는 동안 최동주 씨는 단 하루도 운동을 빠트리지 않았다. 비록 하체 운동을 소홀히 해 허벅지 근육량이 늘지는 않았지만 여러 가지 좋은 결과를 얻은 것은 분명하다. 무엇보다 가장 큰 소득은 '하면 된다'는 자신감이 생겼다는 것. 30년 당뇨병 경력에 이젠 인슐린 주사 없이도 여생을 건강히 보낼 수 있길 꿈꾼다.

뱃살 빼는 운동은
따로 있다?

'뱃살 빼는 운동'하면 보통 윗몸일으키기 같은 복근 운동을 떠올린다. 과연 뱃살만 빠지는 운동이 따로 있을까? 뱃살을 빼는 데 어떤 운동이 효과적일까? 근육의 움직임을 측정하는 전극을 복부와 허벅지에 부착한 후 아래 세 가지 운동을 했다.

1. 복부 근력운동
20분간 복근 운동을 하며 산소포화도와 칼로리 소모량, 근육 활성도를 측정

2. 중강도 걷기
살짝 땀이 날 정도인 중강도 걷기

3. 인터벌 걷기
5분간 걷기와 달리기를 교대로 반복

실험 결과 산소섭취량, 심박수, 에너지 소비량 모두 인터벌 걷기가 가장 높은 것으로 나타났다. 일반 걷기와 비교했을 때 인터벌 걷기의 근육 활성도는 최대 4배 이상 높았다. 반면 복부 근력운동은 에너지 소비량이 가장 적었다. 체중을 감량하는 데에는 인터벌 걷기가 가장 효과적이라는 것이다.

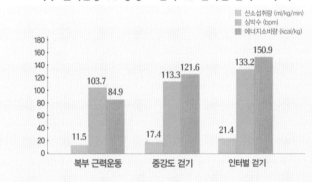

복부 근력운동 vs 중강도 걷기 vs 인터벌 걷기 효과 비교

즉, 전신 운동을 통해서 에너지 소비량을 증진 시키는 것이 뱃살도 빠지고 체중도 줄어드는 가장 좋은 방법이다. 뱃살을 뺀다고 복근 운동에 집중하는 것보다 자신의 체력에 맞게 유산소운동과 근력운동을 병행하는 것이 중요하다.

당뇨병 환자의
운동 법칙

근육의 감소를 촉진시키는 당뇨병. 근육이 부족하면 당뇨병도 더 악화된다. 근육량과 근력의 향상이 당뇨병 치료의 힘을 키우는 열쇠다. 특히 고령의 당뇨병 환자는 같은 나이의 일반인보다 근력이 더 약하다. 때문에 전문가의 도움을 받아 서서히 운동 강도를 높이는 것이 필요하다.

표준체중을 넘는 경우 우선 가벼운 유산소운동으로 체중을 감량하고, 그 후 근력운동을 시작한다. 근력운동에 들어가면 달성 가능한 가벼운 목표를 세우는 것이 중요하다. 한 번에 무리하게 운동을 하기보다 10~15회 반복할 수 있는 가벼운 운동을 짬짬이 한다. 3개월이나 6개월 등 운동 기간을 먼저 정하고, 운동 기간 동안 허벅지나 허리둘레의 수치 변화를 기록하면 운동에 훨씬

> **복부비만 기준이 되는 허리둘레**
>
> • 남자 90cm 이상
> • 여자 85cm 이상

흥미를 느낄 수 있다. 가장 중요한 것은 생활 속에서 부담 없이 할 수 있는 운동으로 가볍게 시작해서 습관을 들이는 것이다. 운동은 혈당조절이라는 관점도 있지만 체력 및 삶의 질 관점에서도 중요하다. 사람에 따라 운동의 효과도 다르고 내게 맞는 운동도 다르다. 숙제처럼 운동을 하는 것 보다는 삶의 일부로 꾸준히 실천하는 것이 중요하다.

1단계, 유산소운동으로
표준체중 만들기

운동으로 하루를 사는 강영숙(가명) 씨. 빠르게 걷기 한 시간, 근력운동 40분, 약 두 시간의 운동이 매일 그녀의 워밍업이다. 18년 전 당뇨병 진단을 받고 그때부터 걷기, 수영, 등산, 자전거 등 즐거운 운동을 찾기 시작했다. 그래서 붙은 별명이 '홍길동 보다 바쁜 아줌마'다. 유산소운동으로 체중이 줄어드니 당뇨병이 저절로

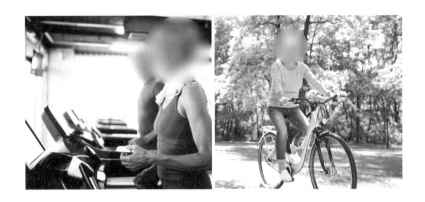

잡혔다. 당뇨병 환자는 체중 관리가 관건이다. 표준체중이 될 때까지 식사 조절과 유산소운동으로 체중 감량부터 해야 한다. 강영숙 씨는 한때 9%가 넘었던 당화혈색소가 1년 만에 6.8%, 정상수치 근처로 내려왔다.

"걷는 게 정말 재미있어요. 운동을 처음 할 때는 싫었죠. 근데

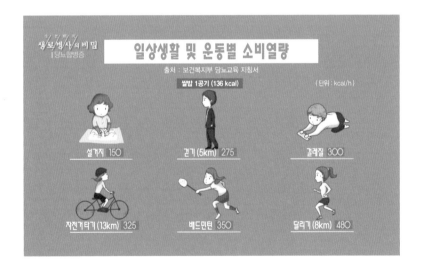

이제는 습관이 됐어요. 습관이 되니 밥 먹고 운동하러 오는 재미가 좋아요."

일상생활에서 조금 더 부지런히 움직이는 습관을 들이는 것도 도움이 된다. 쌀밥 1공기(136kcal)와 비교했을 때, 설거지를 하면 150kcal, 5km 걷기를 하면 275kcal, 걸레질을 하면 300kcal가 소모된다.

Doctor Says

당뇨병 치료의 첫걸음은
체중 감량이다

전형적인 2형 당뇨병 환자는 과식하는 것에 비해 운동을 하지 않고 혈당이 높다. 그래서 비만인 경우가 많다. 식사를 줄이고 운동을 열심히 하면서 체중을 줄여나가면 당뇨병 약을 줄이거나 하나도 안 쓰게 될 수 있다.

_민경완 교수(을지병원 내분비내과)

집에서 따라 하는 유산소 전신운동

운동을 하러 밖으로 나갈 여건이 안 된다면 유산소와 근력운동을 결합한 홈트레이닝 동작으로 효과를 얻을 수 있다.

점핑잭 20회 x 3세트

발을 벌려 뛰면서 동시에 팔을 올려 손뼉을 친다.

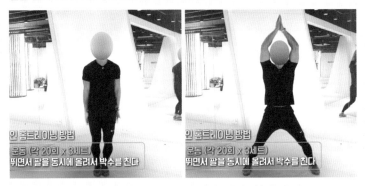

런지니업 다리 한쪽 당 12회 x 3세트

앞쪽 다리와 뒤쪽 다리가 서로 90도가 되도록 내려간 후 올라오면서 뒤 무릎을 높게 들어올린다.

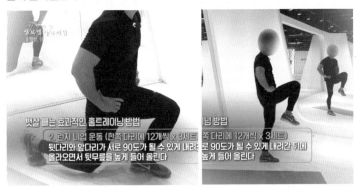

플랭크 30초~1분 x 3세트

다리를 모으고 몸을 일직선으로 만들어 팔꿈치로 버틴다. 전신의 근력을 강화하는데 도움이 된다.

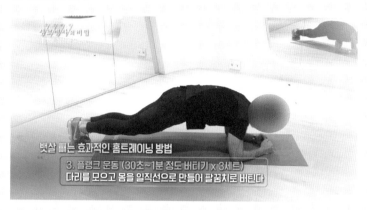

니푸시업 15회 x 3세트

무릎을 바닥에 대고 팔꿈치를 접어서 내려갔다가 그대로 밀면서 올라온다.

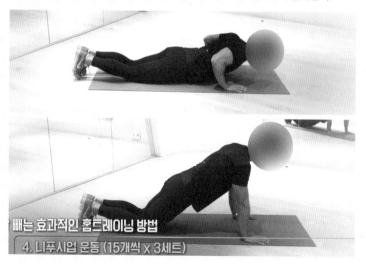

2단계, 표준체중이 되면
근력 강화하기

유산소운동으로 표준체중에 도달했으면 더 이상 걷기나 수영이 아닌 근력운동을 해야 한다. 만약 표준체중보다 적게 나간다면 잘 먹고 체중을 늘리는 것이 좋은데, 이때 지방이 아닌 근육이 늘어야 한다.

올해로 5년째 택시를 운전하는 최영훈(가명) 씨는 2002년 췌장염 수술 후 당뇨병 진단을 받았다. 과체중은 아니기에 일주일에 한 번, 속보로 산을 오르며 근력운동에 힘쓴다. 산에 오르기 시작한 후 예전보다 기초 체력이 많이 늘었다. 몸에 근력이 생긴 후 평소 피로감이 절반으로 줄었고 춤추던 혈당도 안정권에 들었다. 당뇨병으로 인해 더 건강해진 셈이다.

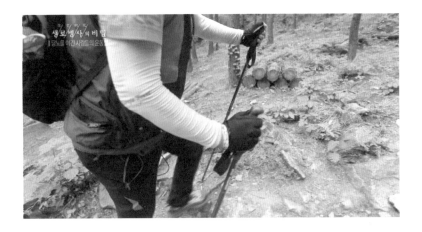

"운동하면 아무래도 에너지가 많이 소비되니까 인슐린을 덜 맞아도 되는데, 그렇지 않으면 장시간 앉아서 하는 일이기 때문에 인슐린을 다 맞아야 돼요. 산에 왔다가면 덜 맞아도 되고 확실히 혈당조절이 잘 돼요."

당뇨병 환자는 운동 후에도 철저한 관리가 필요하다. 에너지 소모 후 보상 심리로 과식을 하거나 고열량 간식을 섭취하면 몇 시간의 노력이 수포로 돌아간다. 그래서 최영훈 씨는 산에 올라갈 때 오이, 토마토, 사과 등 신선한 채소와 과일을 챙긴다. 8년간 바른 운동과 건강한 생활습관을 실천한 결과 최영훈 씨의 당화혈색소는 10.2%에서 6.6%로 떨어져 거의 정상치에 가까워졌다.

운동으로 늘어나는 근육은 붉은 근육과 하얀 근육 크게 두 종류다. 이 두 근육이 국수 다발처럼 섞여 있으면 분홍빛을 띤다. 붉은 근육은 몸속의 지방을 태워 에너지원을 공급받는다. 주로 유산소운동을 하면 단련된다. 걷기, 달리기, 자전거 타기 등을 하면 뱃살이 빠지는 이유가 바로 그래서다. 반면 하얀 근육은 근력운동을 통해 근육 속 혈당에서 에너지원을 공급받는다. 때문에 당뇨병 환자는 근력운동을 병행하는 것이 혈당조절에 도움이 된

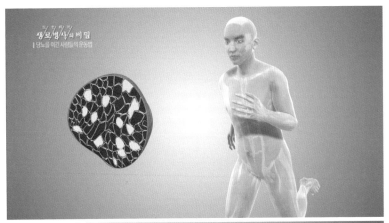

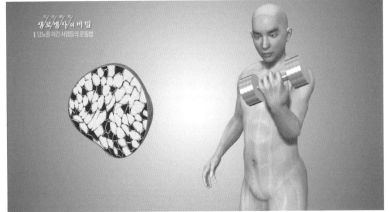

다.

　우리나라 성인 당뇨병 환자를 대상으로 한 통계에 따르면, 비슷한 체중일 때 당뇨병 환자가 일반인보다 하체 근력이 약하고, 비만 여성일수록 정도는 더 심했다. 비만한 여성 당뇨병 환자일수록 근육량을 늘려야 혈당 관리가 잘 된다는 것이다. 처음부터 무리하게 근육량을 늘리는 것보다 근육의 힘인 '근력'을 키우는 것에 먼저 집중해야 한다. 또한 같은 체중이어도 나이가 많을수록 근력이 약하다. 근육은 30대가 넘어가면 서서히 줄어들기 시작해 70대가 되면 절반 정도가 되는데, 당뇨병 환자의 근육감소속도는 일반인보다 더 빠르다. 이때 노인들의 경우 근육량이 줄지 않게 근육의 힘을 유지하는 것만으로도 도움이 된다. 낮은 강도의 꾸준한 근력운동으로 근육에 힘을 계속 주면 근육량이 감소하는 것을 막을 수 있다.

집에서 따라 하는 근력운동1_ 의자 운동

근력운동은 헬스장에서만 할 수 있다고 생각하는 사람이 많다. 집에서도 의자 하나만 있으면 충분히 근력운동이 가능하다. 모든 동작은 양쪽 15회씩 반복한다.

무릎 펴기

복근과 엉덩이 근육에 도움이 되는 운동으로 의자에 앉아서 발끝이 천장을 향하도록 무릎을 펴 다리를 들어 올린다.

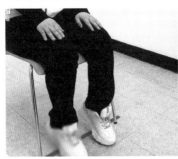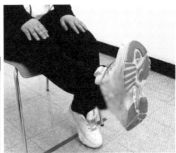

앉았다 일어서기

허벅지 근육과 엉덩이 근육에 도움이 되는 운동으로 팔을 앞으로 뻗고 의자에서 앉았다가 일어서는 것을 반복한다.

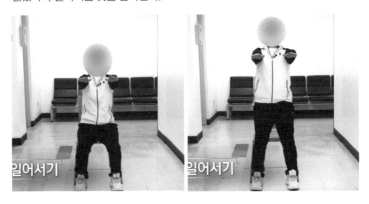

옆으로 다리 올리기

허벅지 근육과 엉덩이 근육에 도움이 되는 운동으로 의자를 잡고 서서 옆으로
다리 들어 올리기를 반복한다.

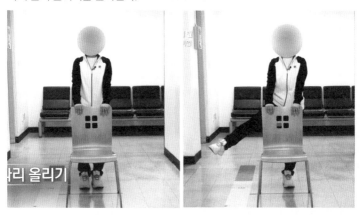

뒤꿈치 올리기

종아리 근육 운동으로 의자를 잡고 서서 뒤꿈치를 들어 올린다.

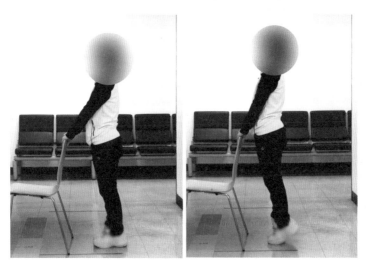

집에서 따라 하는 근력 운동2 _ 밴드 운동

밴드는 덤벨, 아령과 같은 역할을 하지만 조금 더 부하를 낼 수 있는 도구로 가볍고 휴대가 편리한 장점이 있다. 밴드 대신 아령을 들고 해도 좋다.

상체 운동

팔을 들어 올리면서 숨을 내쉬고 내리면서 숨을 들이마신다. 일어서기 힘든 경우 앉아서 한다.

기본 동작

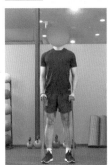 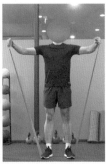

일어서기 힘든 경우

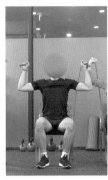 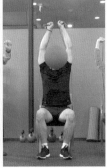

하체운동

발을 어깨너비보다 약간 넓게 벌린 후 밴드를 어깨 뒤로 넘겨잡는다. 의자에 앉는 느낌으로 앉으면서 숨을 내쉬고 일어서면서 숨을 들이마신다. 앉는 정도는 근육에 자극이 갈 정도면 충분하므로 무리하지 않는다. 근력이 부족해 따라 하기 어려운 경우 의자를 놓고 앉았다가 일어선다.

기본 동작

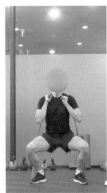 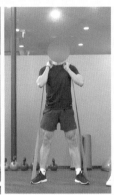

중심 잡기 힘든 경우

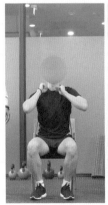 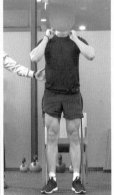

스트레스 해소와 다이어트를 동시에, 웃음치료

식욕을 자극하고 뱃살이 나오게 만드는 스트레스. 신나게 웃는 것만으로도 스트레스를 다스릴 수 있다. 의식적으로 소리를 내서 웃으면 스트레스와 부정적인 정서가 줄어들고, 삶의 만족도가 높아진다.

건강에도 긍정적인 영향을 미친다. 박장대소, 즉 10초 이상 이어지는 웃음은 우리 몸 650개의 근육 중 약 230개의 근육을 움직인다. 또 웃으면서 숨을 들이마시고 내쉬는 과정을 통해 심폐기능, 폐활량도 좋아질 수 있다. 온몸으로 웃는 웃음치료는 기분전환뿐아니라 칼로리 소모를 늘려 다이어트에도 도움이 된다.

서울대병원에서 진행된 웃음치료 프로그램에 참여한 임윤정(가명) 씨는 "에어로빅만큼 땀도 나고 기분도 좋고, 엔도르핀이 나와서 정말로 스트레스가 다 풀린 것 같습니다."라고 소감을 전했다.

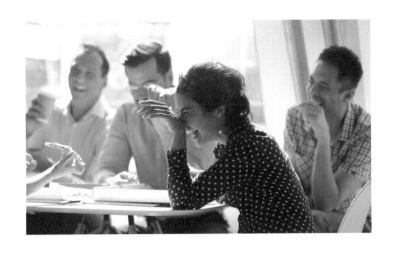

　미국에서 진행된 한 웃음치료 연구 결과에 따르면, 소리가 나는 웃음은 심장 박동 수를 10~20% 증진시키고, 15분간 웃으면 10~40kcal가 소모된다고 한다. 만약 1년 동안 하루에 10~15분씩 웃으면 최대 2kg까지 감량 효과를 얻을 수 있는 것이다. 대화를 할 때, TV를 볼 때 등 일상에서 소소하게 웃을 일은 얼마든지 있다. 그때마다 되도록 미소보다는 큰 소리로 웃어보자.

KBS 生/老/病/死/
생로병사의 비밀

당뇨병을 이긴
사람들의 비밀

펴낸날 초판 1쇄 2021년 6월 30일 | 초판 3쇄 2021년 10월 30일

지은이 KBS 〈생로병사의 비밀〉 제작팀

펴낸이 임호준
출판 팀장 정영주
편집 김유진 이상미
디자인 유채민 | **마케팅** 길보민
경영지원 나은혜 박석호 | **IT 운영팀** 표형원 이용직 김준홍 권지선

인쇄 상식문화

펴낸곳 비타북스 | **발행처** (주)헬스조선 | **출판등록** 제2-4324호 2006년 1월 12일
주소 서울특별시 중구 세종대로 21길 30 | **전화** (02) 724-7633 | **팩스** (02) 722-9339
포스트 post.naver.com/vita_books | **블로그** blog.naver.com/vita_books | **인스타그램** @vitabooks_official

ISBN 979-11-5846-357-1 13510

비타북스는 독자 여러분의 책에 대한 아이디어와 원고 투고를 기다리고 있습니다.
책 출간을 원하시는 분은 이메일 vbook@chosun.com으로 간단한 개요와 취지, 연락처 등을 보내주세요.

비타북스 는 건강한 몸과 아름다운 삶을 생각하는 (주)헬스조선의 출판 브랜드입니다.